针灸必背医籍选

——管氏针灸金匮

主　编　管遵惠　管傲然　管薇薇

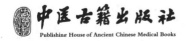

中医古籍出版社

Publishing House of Ancient Chinese Medical Books

图书在版编目（CIP）数据

针灸必背医籍选：管氏针灸金匮 / 管遵惠，管傲然，
管薇薇主编 . —北京：中医古籍出版社，2019.3
ISBN 978-7-5152-1868-7

Ⅰ.①针… Ⅱ.①管… ②管… ③管… Ⅲ.①针灸学
—古籍—汇编 Ⅳ.① R245

中国版本图书馆 CIP 数据核字（2019）第 006389 号

针灸必背医籍选——管氏针灸金匮

管遵惠　　管傲然　　管薇薇主编

责任编辑	王晓曼	
封面设计	潮代设计	
出版发行	中医古籍出版社	
社　　址	北京东直门内南小街 16 号（100700）	
印　　刷	北京博图彩色印刷有限公司	
开　　本	880mm×1230mm　1/32	
印　　张	8	
字　　数	166 千字	
版　　次	2019 年 3 月第 1 版　2019 年 3 月第 1 次印刷	
书　　号	ISBN 978-7-5152-1868-7	
定　　价	58.00 元	

针灸必背医籍选
——管氏针灸金匮

主　编	管遵惠	管傲然	管薇薇	
副主编	黄培冬	王苏娜		
编　委	丁丽玲	李　群	王艳梅	车艳华
	吕晓莉	陈思翠	徐　杰	郭翠萍
	李　莉	刘　琼	苏健佳	赵福修
	沈　俊	熊丽波	胡跃巧	莫争胜

前　言

　　中华民族五千年文明史，孕育了灿烂的优秀传统文化。中医学是中华民族优秀传统文化的瑰宝，针灸学是其中璀璨的明珠。毛泽东主席在 1958 年 10 月 11 日题词："中国医药学是一个伟大的宝库，应当努力发掘，加以提高。"2010 年 11 月 16 日，联合国教科文组织将"中医针灸"列入"人类非物质文化遗产代表作名录"。2015 年 12 月 23 日，习近平主席祝贺中国中医科学院成立 60 周年的信中说："中医药学是中国古代科学的瑰宝，也是打开中华文明宝库的钥匙。"中医药医务工作者责无旁贷地担负着学习、传承中医药学术的历史责任，担负着发展、弘扬中医药事业的时代的重托。

　　传承是中医药发展的根基，是坚守中医药精髓的前提，是中医学理论产生的土壤和发展的动力，是中医药发展创新的源泉。中医药几千年的传承发展中，师承教育功不可没。2017 年 7 月 1 日实施的《中华人民共和国中医药法》第三十五条："国家发展中医药师承教育，支持有丰富临床经验和技术专长的中医医师、中药专业技术人员在执业、业务活动中带徒授业，传授中医药理论和技术方法，培养中医药专业技术人员。"

管氏针灸医学流派五代相传。第一代管家岱（1844—1912年），山东省高密县人，师承山东昌邑黄氏中医世家。管家岱擅长针灸，为管氏针灸开山鼻祖。学术传承人主要有管庆鑫、管庆森、管庆淼等。第二代主要传人管庆鑫（1864—1939年），字同山，齐鲁名医。学术传承人主要有管正斋、管谨譺、管耕汶、王之升等。第三代主要传人管正斋（1901—1980年），教授，著名针灸学家。学术传承人主要有管遵惠、管遵信、管遵宽、管遵和等。第四代主要传人管遵惠（1943—），主任医师，全国名老中医。学术传承人主要有管傲然、管薇薇、管钟明、管钟洁等。第五代主要传人管傲然，医学硕士，主任医师；管薇薇，康复医学博士，针灸学硕士等。

管氏五代医学相传，启蒙秘籍即家传师承教材《管氏针灸金匮》。20这部教材历经百年，培养教育出多名中医人才，其中不乏国家名医和大师级的中医专家。历史证明，《管氏针灸金匮》有其实用价值和学术意义。为了传承弘扬针灸学术、继承发展中医事业，我们在学习的基础上，对本教材进行了整理订正，作了部分修改和补充，付梓问世，希望为中医师承教育提供参考借鉴，为传承弘扬中医针灸学术添砖加瓦。

编委会

2018年8月28日

管氏针灸家训

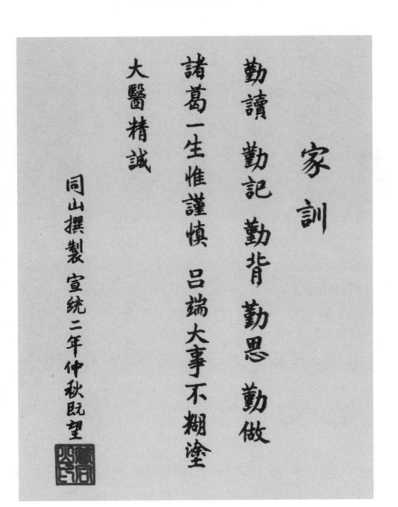

勤读，勤记，勤背，勤思，勤做

诸葛一生惟谨慎；吕端大事不糊涂

大医精诚

大医精诚

张湛曰：夫经方之难精，由来尚矣。今病有内同而外异，亦有内异而外同，故五藏六府之盈虚，血脉荣卫之通塞，固非耳目之所察，必先诊候以审之。而寸口关尺有浮沉弦紧之乱，俞穴流注有高下浅深之差，肌肤筋骨有厚薄刚柔之异，唯用心精微者，始可与言于兹矣。今以至精至微之事，求之于至粗至浅之思，其不殆哉！若盈而益之，虚而损之，通而彻之，塞而壅之，寒而冷之，热而温之，是重加其疾而望其生，吾见其死矣。故医方卜筮，艺能之难精者也。既非神授，何以得其幽微。世有愚者，读方三年，便谓天下无病可治；及治病三年，乃知天下无方可用。故学者必须博极医源，精勤不倦，不得道听途说，而言医道已了，深自误哉！

凡大医治病，必当安神定志，无欲无求，先发大慈恻隐之心，誓愿普救含灵之苦。若有疾厄来求救者，不得问其贵贱贫富，长幼妍蚩，怨亲善友，华夷愚智，普同一等，皆如至亲之想。亦不得瞻前顾后，自虑吉凶，护惜身命。见彼苦恼，若己有之，深心凄怆。勿避险巇，昼夜寒暑，饥渴疲劳，一心赴救，无作功夫形迹之心。如此可为苍生大医，反此则是含灵巨贼。自古名贤治病，多用生命以济危急，虽曰贱畜贵人，至于爱命，人畜一也，损彼益己，物情同患，况于人乎？夫杀生求生，去生更远。吾今此方，所以不用生命为药者，良由此也。其虻虫、水蛭之属，市有先死者，则市而用之，不在此例。只如鸡卵一物，以其混沌未分，必有大段要急之处，不得已隐忍而用之。能不用者，斯为大哲亦所不及也。其有患疮痍、下痢，臭秽不可瞻视，人所恶见者，但发惭愧、凄怜、忧恤之意，不得起一念蒂芥之心，是吾之志也。

夫大医之体，欲得澄神内视，望之俨然；宽裕汪汪，不皎不昧；省病诊疾，至意深心；详察形候，纤毫勿失；处判针药，无得参差。虽曰病宜速救，要须临事不惑。唯当审谛覃思，不得于性命之上，率尔自逞俊快，邀射名誉，甚不仁矣。又到病家，纵绮罗满目，勿左右顾眄；丝竹凑耳，无得似有所娱；珍羞迭荐，食如无味；醽醁兼陈，看有若无。所以尔者，夫一人向隅，满堂不乐，而况病人苦楚，不离斯须，而医者安然欢娱，傲然自得，兹乃人神之所共耻，至人之所不为。斯盖医之本意也。

夫为医之法，不得多语调笑，谈谑喧哗，道说是非，议论人物，炫耀声名，訾毁诸医，自矜己德。偶然治瘥一病，则昂头戴面，而有自许之貌，谓天下无双，此医人之膏肓也。

老君曰：人行阳德，人自报之；人行阴德，鬼神报之。人行阳恶，人自报之；人行阴恶，鬼神害之。寻此二途，阴阳报施，岂诬也哉。所以医人不得恃己所长，专心经略财物，但作救苦之心，于冥运道中，自感多福者耳。又不得以彼富贵，处以珍贵之药，令彼难求，自炫功能，谅非忠恕之道。志存救济，故亦曲碎论之，学者不可耻言之鄙俚也。

（唐·孙思邈《备急千金要方》）

目　录

第一卷　基础篇

第二卷　临证篇

第三卷　医理篇

第四卷　传承篇

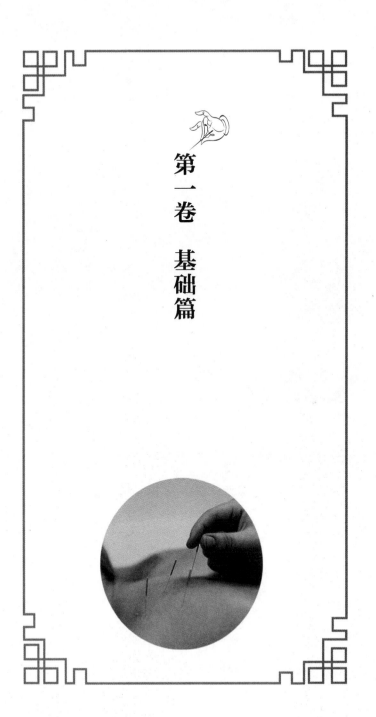

第一卷　基础篇

一、医学三字经

医学源流第一

医之始，本岐黄，灵枢作，素问详，难经出，更洋洋，越汉季，有南阳，六经辨，圣道彰，伤寒著，金匮藏，垂方法，立津梁，李唐后，有千金，外台继，重医林，后作者，渐浸淫，红紫色，郑卫音，迨东垣，重脾胃，温燥行，升清气，虽未醇，亦足贵，若河间，专主火，遵之经，断自我，一二方，奇而妥，丹溪出，罕与俦，阴宜补，阳勿浮，杂病法，四字求，若子和，主攻破，中病良，勿太过，四大家，声名噪，必读书，错名号，明以后，须酌量，详而备，王肯堂，薛氏按，说骑墙，士材说，守其常，景岳出，著新方，石顽续，温补乡，献可论，合二张，诊脉法，濒湖昂，数子着，各一长，揆诸古，亦荒唐，长沙室，尚徬徨，惟韵伯，能宪章，徐尤著，本喻昌，大作者，推钱塘，取法上，得慈航。

中风第二

人百病，首中风，骤然得，八方通，闭与脱，大不同，开邪闭，续命雄，回气脱，参附功，顾其名，思其义，若舍风，非其治，火气痰，三子备，不为中，名为类，合而言，小家伎，喑喝斜，昏仆地，急救先，柔润次，填窍方，宗金匮。

虚痨第三

虚痨病，从何起，七情伤，上损是，归脾汤，二阳旨，下损由，房帏弥，伤元阳，亏肾水，肾水亏，六味拟，元阳伤，八味使，各医书，伎止此，甘药调，回生理，建中汤，金匮轨，薯蓣丸，风气弭，䗪虫丸，干血已，二神方，能起死。

咳嗽第四

气上呛，咳嗽生，肺最重，胃非轻，肺如钟，撞则鸣，风寒入，外撞鸣，痨损积，内撞鸣，谁治外，六安行，谁治内，虚痨程，夹水气，小龙平，兼郁火，小柴清，姜细味，一齐烹，长沙法，细而精。

疟疾第五

疟为病，属少阳，寒与热，若回翔，日一发，亦无伤，三日作，势猖狂，治之法，小柴方，热偏盛，加清凉，寒偏重，加桂姜，邪气盛，去参良，常山入，力倍强，大虚者，独参汤，单寒牡，理中匡，单热瘅，白虎详，法外法，辨微茫，消阴翳，制阳光，太仆注，慎勿忘。

痢症第六

湿热伤，赤白痢，热胜湿，赤痢渍，湿胜热，白痢坠，调行箴，须切记，芍药汤，热盛饵，平胃加，寒湿试，热不休，死不治，痢门方，皆所忌，桂葛投，鼓邪出，外疏通，内畅遂，嘉言书，独得秘，寓意存，补金匮。

心腹痛胸痹第七

心胃疼，有九种，辨虚实，明轻重，痛不通，气血壅，通不痛，调和奉，一虫痛，乌梅圆，二注痛，苏合研，三气痛，香苏专，四血痛，失笑先，五悸痛，妙香诠，六食痛，平胃煎，七饮痛，二陈咽，八冷痛，理中全，九热痛，金铃痊，腹中痛，照诸篇，金匮法，可回天，诸方论，要拳拳，又胸痹，非偶然，薤白酒，妙转旋，虚寒者，建中填。

隔食反胃第八

隔食病，津液干，胃脘闭，谷食难，时贤法，左归餐，胃阴展，贲门宽，启膈饮，理一般，推至理，冲脉干，大半夏，加蜜安，金匮秘，仔细看，若反胃，实可叹，朝暮吐，分别看，乏火化，属虚寒，吴萸饮，独附丸，六君类，俱神丹。

气喘第九

喘促症，治分门，卤莽辈，只贞元，阴霾盛，龙雷奔，实喘者，痰饮援，葶苈饮，十枣汤，青龙辈，撤其藩，虚喘者，补而温，桂苓类，肾气论，平衡逆，泄奔豚，真武剂，治其源，金水母，主诸坤，六君子，妙难言，他标剂，忘本根。

血症第十

血之道，化中焦，本冲任，中溉浇，温肌腠，外逍遥，六淫逼，经道摇，宜表散，麻芍条，七情病，溢如潮，引导法，草姜调，温摄法，理中超，凉泻法，令瘀销，赤豆散，下血标，若黄土，实翘翘，一切血，此方饶。

水肿第十一

水肿病，有阴阳，便清利，阴水殃，便短缩，阳水伤，五皮饮，元化方，阳水盛，加通防，阴水盛，加桂姜，知实肿，萝枳商，知虚肿，参术良，兼喘促，真武汤，从俗好，别低昂，五水辨，金匮详，补天手，十二方，肩斯道，勿炎凉。

胀满蛊胀第十二

胀为病，辨实虚，气骤滞，七气疏，满拒按，七物祛，胀闭痛，三物锄，若虚胀，且踌躇，中央健，四旁如，参竺典，大地舆，单腹胀，实难除，山风卦，指南车，易中旨，费居诸。

暑症第十三

伤暑病，动静商，动而得，热为殃，六一散，白虎汤，静而得，起贪凉，恶寒象，热逾常，心烦辨，切莫忘，香薷饮，有专长，大顺散，从症方，生脉散，久服康，东垣法，防气伤，杂说起，道弗彰，若精蕴，祖仲师，太阳病，旨在兹，经脉辨，标本歧，临证辨，法外思，方两出，大神奇。

泄泻第十四

湿气胜，五泻成，胃苓散，厥功宏，湿而热，连芩程，湿而冷，萸附行，湿夹积，曲楂迎，虚兼湿，参附苓，脾肾泻，近天明，四神服，勿纷更，恒法外，内经精，肠脏说，得其情，泻心类，特丁宁。

眩晕第十五

眩晕症，皆属肝，肝风木，相火干，风火动，两相搏，头旋转，眼纷繁，虚痰火，各分观，究其指，总一般，痰火亢，大黄安，上虚甚，鹿茸餐，欲下取，求其端，左归饮，正元丹。

呕哕吐第十六

呕吐哕，皆属胃，二陈加，时医贵，玉函经，难仿佛，小柴胡，少阳谓，吴茱萸，平酸味，食已吐，胃热沸，黄草汤，下其气，食不入，火堪畏，黄连汤，为经纬，若呃逆，代赭汇。

癫狂痫第十七

重阳狂，重阴癫，静阴象，动阳宣，狂多实，痰宜蠲，癫虚发，石补天，忽搐搦，痫病然，五畜状，吐痰涎，有生病，历岁年，火气亢，芦荟平，痰积痼，丹矾穿，三证本，厥阴愆，体用变，标本迁，伏所主，所因先，收散互，逆从连，和中气，妙转旋，悟到此，治立痊。

五淋癃闭赤白浊遗精第十八

五淋病，皆热结，膏石劳，气与血，五淋汤，是秘诀，败精淋，加味啜，外冷淋，肾气咽，点滴无，名癃闭，气道调，江河决，上窍通，下窍泄，外窍开，水源凿，分利多，医便错，浊又殊，窍道别，前饮投，精愈涸，肾套谈，理脾恪，分清饮，佐黄柏，心肾方，随补缀，若遗精，另有说，有梦遗，龙胆折，无梦遗，十全设，坎离交，亦不切。

疝气第十九

疝任病，归厥阴，寒筋水，气血寻，狐出入，癫顽麻，崇治气，景岳箴，五苓散，加减斟，茴香料，著医林，痛不已，须洗淋。

痰饮第二十

痰饮源，水气作，燥湿分，治痰略，四饮名，宜斟酌，参五脏，细量度，补和攻，视强弱，十六方，各凿凿，温药和，博返约，阴霾除，阳光灼，滋润流，时医错，真武汤，水归壑，白散方，窥秘钥。

消渴第二十一

消渴症，津液干，七味饮，一服安，金匮法，别三般，二阳病，治多端，少阴病，肾气寒，厥阴病，乌梅丸，变通妙，燥热餐。

伤寒瘟疫第二十二

伤寒病，极变迁，六经法，有真传，头项痛，太阳编，胃家实，阳明编，眩苦呕，少阳编，吐利痛，太阴编，但欲寐，少阴编，吐蚘渴，厥阴编，长沙论，叹高坚，存津液，是真诠，汗吐下，温清悬，补贵当，方而圆，规矩废，基于今，二陈尚，九味寻，香苏外，平胃临，汗源涸，耗真阴，邪传变，病日深，目击者，实痛心，医医法，脑后针，若瘟疫，治相侔，通圣散，两解求，六法备，汗为尤，达原饮，昧其由，司命者，勿逐流。

妇人经产杂病第二十三

妇人病，四物良，月信准，体自康，渐早至，药宜凉，渐迟至，重桂姜，错杂至，气血伤，归脾法，主二阳，兼郁结，逍遥长，种玉者，即此详，经闭塞，禁地黄，孕三月，六君尝，安胎法，寒热商，难产者，保生方，开交骨，归芎乡，血大下，补血汤，脚小指，艾火炀，胎衣阻，失笑匡，产后病，生化将，合诸说，俱平常，资顾问，亦勿忘，精而密，长沙室，妊娠篇，丸散七，桂枝汤，列第一，附半姜，功超轶，内十方，皆法律，气后篇，有神术，小柴胡，首特笔，竹叶汤，风痉疾，阳旦汤，功与匹，腹痛条，须详悉，羊肉汤，疠痛谧，痛满烦，求枳实，着脐痛，下瘀吉，痛而烦，里热窒，攻凉施，毋固必，杂病门，还熟读，二十方，效俱速，随证详，难悉录，惟温经，带下服，甘麦汤，脏躁服，药到咽，效可卜。

小儿第二十四

小儿病，多伤寒，稚阳体，邪易干，凡发热，太阳观，热未已，变多端，太阳外，仔细看，遵法治，危而安，若吐泻，求太阴，吐泻甚，变风淫，慢脾说，即此寻，阴阳证，二太擒，千古秘，理蕴深，即痘疹，此传心，惟同志，度金针。

（清·陈修园《医学三字经》）

二、十二经脉循行线

（一）手太阴肺经

《灵枢·经脉》："肺手太阴之脉，起于中焦，下络大肠，还循胃口，上膈，属肺。从肺系横出腋下，下循臑内，行少阴心主之前，下肘中，循臂内上骨下廉，入寸口，上鱼，循鱼际，出大指之端。其支者，从腕后直出次指内廉，出其端。"

（二）手阳明大肠经

《灵枢·经脉》："大肠手阳明之脉，起于大指次指之端，循指上廉，出合谷两骨之间，上入两筋之中，循臂上廉，入肘外廉，上臑外前廉，上肩，出髃骨之前廉，上出于柱骨之会上，下入缺盆，络肺，下膈，属大肠。其支者，从缺盆上颈，贯颊，入下齿中，还出挟口，交人中，左之右，右之左，上挟鼻孔。"

（三）足阳明胃经

《灵枢·经脉》："胃足阳明之脉，起于鼻之交頞中，旁纳太阳之脉，下循鼻外，入上齿中，还出挟口，环唇，下交承浆，却行颐后下廉，出大迎，循颊车，上耳前，过客主人，循发际，至额颅。其支者，从大迎前下人迎，循喉咙，入缺盆，下膈，属胃，络脾。其直者，从缺盆下乳内廉，下挟脐，入气街中。其支者，起于胃口，下循腹里，下至气街中而合。以下髀关，抵伏兔，下膝髌中，下循胫外廉，下足跗，入中指内间。其支者，下廉三寸而别，下入中指外间。其支者，别跗上，入大指间，出其端。"

（四）足太阴脾经

《灵枢·经脉》："脾足太阴之脉，起于大指之端，循指内侧白肉际，过核骨后，上内踝前廉，上腨内，循胫骨后，交出厥阴之前，上膝股内前廉，入腹，属脾，络胃，上膈，挟咽，连舌本，散舌下。其支者，复从胃别上膈，注心中。"

（五）手少阴心经

《灵枢·经脉》："心手少阴之脉，起于心中，出属心系，下膈，络小肠。其支者，从心系，上挟咽，系目系。其直者，复从心系却上肺，下出腋下，循臑内后廉，行手太阴、心主之后，下肘内，循臂内后廉，抵掌后锐骨之端，入掌内后廉，入小指之内，出其端。"

（六）手太阳小肠经

《灵枢·经脉》：“小肠手太阳之脉，起于小指之端，循手外侧，上腕，出踝中，直上，循臂骨下廉，出肘内侧两筋之间，上循臑外后廉，出肩解，绕肩胛，交肩上，入缺盆，络心，循咽，下膈，抵胃，属小肠。其支者，从缺盆循颈上颊，至目锐眦，却入耳中。其支者，别颊上䪼，抵鼻，至目内眦，斜络于颧。”

（七）足太阳膀胱经

《灵枢·经脉》：“膀胱足太阳之脉，起于目内眦，上额，交巅。其支者，从巅至耳上角。其直者，从巅入络脑，还出别下项，循肩膊内，挟脊，抵腰中，入循膂，络肾，属膀胱。其支者，从腰中下挟脊，贯臀，入腘中。其支者，从膊内左右，别下贯胛，挟脊内，过髀枢，循髀外，从后廉下合腘中。以下贯腨内，出外踝之后，循京骨，至小指外侧。”

（八）足少阴肾经

《灵枢·经脉》：“肾足少阴之脉，起于小指之下，邪走足心，出于然骨之下，循内踝之后，别入跟中，以上腨内，出腘内廉，上股内后廉，贯脊，属肾，络膀胱。其支者，从肾上贯肝膈，入肺中，循喉咙，挟舌本。其支者，从肺出络心，注胸中。”

（九）手厥阴心包络经

《灵枢·经脉》：“心主手厥阴心包络之脉，起于胸中，出属心包络，下膈，历络三焦。其支者，循胸出胁，下腋三寸，上抵腋下，循臑内，行太阴、少阴之间，入肘中，下臂，行两筋之间，入掌中，循中指，出其端。其支者，别掌中，循小指次指出其端。"

（十）手少阳三焦经

《灵枢·经脉》："三焦手少阳之脉，起于小指次指之端，上出两指之间，循手表腕，出臂外两骨之间，上贯肘，循臑外，上肩而交出足少阳之后，入缺盆，布膻中，散络心包，下膈，循属三焦。其支者，从膻中，上出缺盆，上项，系耳后，直上出耳上角，以屈下颊至䪼。其支者，从耳后入耳中，出走耳前，过客主人，前交颊，至目锐眦。"

（十一）足少阳胆经

《灵枢·经脉》："胆足少阳之脉，起于目锐眦，上抵头角，下耳后，循颈行手少阳之前，至肩上，却交出手少阳之后，入缺盆。其支者，从耳后入耳中，出走耳前，至目锐眦后。其支者，别锐眦，下大迎，合于手少阳，抵于䪼，下加颊车，下颈，合缺盆，以下胸中，贯膈，络肝，属胆，循胁里，出气街，绕毛际，横入髀厌中。其直者，从缺盆下腋，循胸，过季胁，下合髀厌中，以下循髀阳，出膝外廉，下外辅骨之前，直下抵绝骨之端，下出外踝之前，循足跗上，入小指次指之间。其支者，别跗上，入大指之间，循大指歧骨内，出其端，还贯爪甲，出三毛。"

（十二）足厥阴肝经

《灵枢·经脉》："肝足厥阴之脉，起于大指丛毛之际，上循足跗上廉，去内踝一寸，上踝八寸，交出太阴之后，上腘内廉，循股阴，入毛中，过阴器，抵小腹，挟胃，属肝，络胆，上贯膈，布胁肋，循喉咙之后，上入颃颡，连目系，上出额，与督脉会于巅。其支者，从目系，下颊里，环唇内。其支者，复从肝，别贯膈，上注肺。"

三、十二经脉"是动、所生病"

（一）手太阴肺经

《灵枢·经脉》："肺手太阴之脉……是动则病肺胀满，膨膨而喘咳，缺盆中痛，甚则交两手而瞀，此为臂厥。是主肺所生病者，咳，上气，喘咳，烦心，胸满，臑臂内前廉痛、厥，掌中热。气盛有余则肩臂痛，风寒汗出中风，小便数而欠。气虚则肩背痛，寒，少气不足以息，溺色变。"

（二）手阳明大肠经

《灵枢·经脉》："大肠手阳明之脉……是动则病齿痛颈肿。是主津液所生病者，目黄，口干，鼽衄，喉痹，肩前臑痛，大指次指不用。气有余则当脉所过者热肿，虚则寒栗不复。"

（三）足阳明胃经

《灵枢·经脉》："胃足阳明之脉……是动则病洒洒振

寒，善呻，数欠，颜黑，病至则恶人与火，闻木声则惕然而惊，心欲动，独闭户塞牖而处，甚则欲上高而歌，弃衣而走，贲响腹胀，是为骭厥。是主血所生病者，狂、疟，温淫，汗出，鼽衄，口㖞，唇胗，颈肿，喉痹，大腹水肿，膝髌肿痛，循膺乳、气街、股、伏兔、骭外廉，足跗上皆痛，中指不用。气盛则身以前皆热，其有余于胃，则消谷善饥，溺色黄；气不足则身以前皆寒栗，胃中寒则胀满。"

（四）足太阴脾经

《灵枢·经脉》："脾足太阴之脉……是动则病舌本强，食则呕，胃脘痛，腹胀，善噫，得后与气，则快然如衰，身体皆重。是主脾所生病者，舌本痛，体重不能动摇，食不下，烦心，心下急痛，溏瘕泄，水闭，黄疸，不能卧，强立股膝内肿、厥，足大指不用。"

（五）手少阴心经

《灵枢·经脉》："心手少阴之脉……是动则病嗌干，心痛，渴而欲饮，是为臂厥。是主心所生病者，目黄，胁痛，臑臂内后廉痛、厥，掌中热痛。"

（六）手太阳小肠经

《灵枢·经脉》："小肠手太阳之脉……是动则病嗌痛，颔肿，不可以顾，肩似拔，臑似折。是主液所生病者，耳聋，目黄，颊肿，颈、颔、肩、臑、肘、臂外后廉痛。"

（七）足太阳膀胱经

《灵枢·经脉》："膀胱足太阳之脉……是动则病冲头痛，目似脱，项如拔，脊痛，腰似折，髀不可以曲，腘如结，踹如裂，是为踝厥。是主筋所生病者，痔，疟，狂，癫疾，头囟项痛，目黄，泪出，鼽衄，项、背、腰、尻、腘、踹、脚皆痛，小指不用。"

（八）足少阴肾经

《灵枢·经脉》："肾足少阴之脉……是动则病饥不欲食，面如漆柴。咳唾则有血，喝喝而喘，坐而欲起，目䀮䀮如无所见，心如悬，若饥状。气不足则善恐，心惕惕如人将捕之，是为骨厥。是主肾所生病者，口热，舌干，咽肿，上气，嗌干及痛，烦心，心痛，黄疸，肠澼，脊股内后廉痛，痿，厥，嗜卧，足下热而痛。"

（九）手厥阴心包络经

《灵枢·经脉》："心主手厥阴心包络之脉……是动则病手心热，臂肘挛急，腋肿；甚者胸胁支满，心中憺憺大动，面赤，目黄，喜笑不休。是主脉所生病者，烦心，心痛，掌中热。"

（十）手少阳三焦经

《灵枢·经脉》："三焦手少阳之脉……是动则病耳聋，浑浑焞焞，嗌肿，喉痹。是主气所生病者，汗出，目锐眦痛，颊肿，耳后、肩、臑、肘、臂外皆痛，小指次指不用。"

（十一）足少阳胆经

《灵枢·经脉》"胆足少阳之脉，是动则病口苦，善太息，心胁痛，不能转侧，甚则面微有尘，体无膏泽，足外反热，是为阳厥。是主骨所生病者，头痛，颔痛，目锐眦痛，缺盆中肿痛，腋下肿，马刀侠瘿，汗出，振寒，疟，胸、胁、肋、髀、膝外之胫绝骨、外踝前及诸节皆痛，小指次指不用。"

（十二）足厥阴肝经

《灵枢·经脉》："肝足厥阴之脉，是动则病腰痛不可以俯仰，丈夫癩疝，妇人少腹肿，甚则嗌干，面尘，脱色。是主肝所生病者，胸满，呕逆，飧泄，狐疝，遗溺，闭癃。"

四、十四经经穴分寸歌

（一）手太阴肺经

手太阴肺经起于中府，止于少商，凡 11 穴。

一手太阴是肺经，臂内拇侧上下循，中府乳上数三肋，云门锁骨窝里寻，二穴相差隔一肋，距腹中行六寸平，天府腋下三寸取，侠白肘上五寸擒，尺泽肘中横纹处，孔最腕上七寸凭，列缺交叉食指尽，经渠寸口动脉行，太渊掌后纹头是，鱼际节后散脉萦，少商穴在大指内，去指甲角韭叶明。

（二）手阳明大肠经

手阳明大肠经起于商阳，止于迎香，凡20穴。

二手阳明属大肠，臂前外侧须审量，商阳食指内侧取，二间握拳节前方，三间握拳节后取，合谷虎口歧骨当，阳溪腕上两筋内，偏历腕上三寸量，温溜腕后上五寸，池前四寸下廉乡，池下三寸上廉穴，三里池下二寸长，曲池屈肘纹头是，肘髎大骨外廉旁，肘上三寸寻五里，臂臑臑髃下胭端详，肩髃肩峰举臂取，巨骨肩尖骨陷藏，天鼎扶下一寸取，扶突鼎上结喉旁，禾髎水沟旁半寸，鼻旁五分是迎香。

（三）足阳明胃经

足阳明胃经起于承泣，止于厉兑，凡45穴。

三足阳明属胃经，起于头面向下行，承泣眼眶边缘下，四白目下一寸匀，巨髎鼻旁直瞳子，地仓吻旁四分零，大迎颔下寸三陷，颊车耳下曲颊临，下关耳前扪动脉，头维四五旁神庭，人迎结喉旁寸五，水突迎下大筋凭，直下气舍平天突，缺盆锁骨下陷寻，气户锁下一肋上，相去中行四寸平，库房屋翳膺窗接，都隔一肋乳中停，乳根乳下一肋处，胸部诸穴君需明，不容巨阙旁二寸，其下承满与梁门，关门太乙滑肉门，天枢脐旁二寸平，外陵大巨水道穴，归来气冲曲骨邻，诸穴相隔皆一寸，俱距中行二寸程，髀关膝上交分取，伏兔膝上起肉形，阴市膝上方三寸，梁丘膝上二寸呈，髌外下陷是犊鼻，膝下三寸三里迎，膝下六寸上巨虚，膝下八寸条口行，再下一寸下巨虚，踝上八寸丰隆盈，解溪跗上系鞋处，冲阳跗上五寸明，陷谷庭后二寸取，次趾外侧是内庭，厉兑次趾外甲角，四十五穴须记清。

（四）足太阴脾经

足太阴脾经起于隐白，止于大包，凡21穴。

四是脾经足太阴，下肢内侧向上循，隐白大趾内甲角，大都节前陷中寻，太白核骨白肉际，节后一寸公孙明，商丘踝前陷中找，踝上三寸三阴交，踝上六寸漏谷是，膝下五寸地机朝，膝内辅下阴陵泉，血海膝髌上内廉，箕门鱼腹大筋内，冲门耻骨上边缘，冲上七分求府舍，再上三寸腹结连，结上寸三大横穴，适当脐旁四寸骈，腹哀建里旁四寸，中庭旁六食窦全，天溪胸乡周荣上，每隔一肋陷中湮，大包腋下方六寸，上直渊腋三寸悬。

（五）手少阴心经

手少阴心经起于极泉，止于少冲，凡9穴。

五是心经手少阴，极泉腋窝动脉牵，青灵肘上三寸觅，少海肘后五分连，灵道掌后一寸半，通里掌后一寸间，阴郄去腕五分是，神门锐骨端内缘，少府小指本节后，少冲小指内侧边。

（六）手太阳小肠经

手太阳小肠经起于少泽，止于听宫，凡19穴。

六小肠经手太阳，臂外后缘尺侧详，少泽小指外甲角，前谷泽后节前扬，后溪握拳节后取，腕骨腕前骨陷当，阳骨锐骨下陷取，养老转手髁空藏，支正腕后上五寸，小海肘内纹头裹，肩贞胛下两筋解，臑俞臑后骨下陷，天宗大骨下陷取，秉风胛上骨边量，曲垣胛上曲胛厢，陶道旁三外俞章，大椎旁二中俞穴，天窗扶后大筋处，天容耳下曲颊后，颧髎面烦下廉乡，听宫二穴归何处，耳小瓣前陷中央。

（七）足太阳膀胱经

足太阳膀胱经起于睛明，止于至阴，凡67穴。

七足太阳膀胱经，目内眦角是睛明，眉头陷中攒竹取，眉冲之上傍神庭，曲差庭旁一寸半，五处直后上星平，承光通天络却穴，后行俱是寸半程，玉枕脑户旁寸三，入发三寸枕骨凭，天柱项后大筋外，再下脊旁寸半循，第一大杼二风门，三椎肺俞四厥阴，心五督六膈俞七，九肝十胆仔细寻，十一脾俞十二胃，十三三焦十四肾，气海十五大肠六，七八关元小肠分，十九膀胱廿中膂，廿一椎旁白环生，上次中下四髎穴，荐骨两旁骨陷盈，尾骨之旁会阳穴，第二侧线再细详，以下夹脊开三寸，二三附分魄户当，四椎膏肓神堂五,六谚谚七膈关藏，第九魂门阳纲十，十一意舍二胃仓，十三肓门四志室，十九胞肓廿秩边，承扶臀下横纹取，殷门扶下六寸当，委阳腘窝沿外侧，浮郄委阳一寸上，委中膝腘纹中处，纹下二寸寻合阳，承筋合下腓肠中，承山腨下分肉藏，飞扬外踝上七寸，跗阳踝上三寸量，昆仑外踝骨后陷，仆参跟下骨陷方，踝下五分申脉是，墟后申前金门乡，大骨外侧循京骨，小趾本节束骨良，通谷节前陷中好，至阴小趾爪甲巧，六十七穴分三段，头后中外次第找。

（八）足少阴肾经

足少阴肾经起于涌泉，止于俞府，凡 27 穴。

八足少阴肾经属，内侧后缘足走腹，足心凹陷是涌泉，大骨之下取然骨，太溪内踝后陷中，照海踝下四分逐，水泉跟下内侧边，大钟溪泉踵筋间，复溜踝上二寸取，交信溜前五分骈，踝上五寸寻筑宾，阴谷膝内两筋安，上从中行开半寸，横骨平取曲骨沿，大赫气穴并四满，中注肓俞亦相牵，商曲又凭下脘取，石关阴都通谷言，幽门适当巨阙侧，诸穴相距一寸连，再从中行开二寸，六穴均在肋间隙，步廊却近中庭穴，神封灵墟神藏兼，或中俞府平璇玑，相距一肋仔细研。

（九）手厥阴心包经

手厥阴心包经起于天池，止于中冲，凡 9 穴。

九心包络手厥阴，臂内中线诸穴匀，天池乳后旁一寸，天泉腋下二寸循，曲泽肘中横纹上，郄门去腕五寸寻，间使腕后方三寸，内关掌后二寸停，掌后横纹大陵在，两骨之间陷中扪，劳宫屈指掌心取，中指末端中冲生。

（十）手少阳三焦经

手少阳三焦经起于关冲，止于丝竹空，凡 23 穴。

十手少阳属三焦，臂外中线头侧绕，关冲无名指甲外，液门节前指缝邀，中渚液门上一寸，阳池腕表横纹遭，腕后二寸取外关，支沟腕上三寸安，会宗沟外横一寸，三阳络在四寸间，肘前五寸称四渎，肘后一寸天井酌，肘后二寸清泠渊，渊臑之间取消泺，臑会肩端下三寸，肩髎后一肩髎循，天髎肩井后一寸，天牖容后完下扣，耳垂后陷翳风讨，瘛脉耳后青络找，颅息亦在青络上，角孙耳前发际标，耳门耳前缺陷处，和髎耳前锐角交，欲知丝竹空何在，眼眶外缘上眉梢。

（十一）足少阳胆经

足少阳胆经起于瞳子髎，止于足窍阴，凡44穴。

十一胆经足少阳，从头走足行身旁，外眦五分瞳子髎，听会耳前珠陷详，上关上行一寸是，内斜曲颊颔厌当，悬颅悬厘近头维，相距半寸君勿忘，曲鬓耳前发际标，入发寸半率谷交，天冲率后斜五分，浮白冲下一寸绕，窍阴穴在枕骨上，完骨耳后发际好，本神神庭三寸旁，阳白眉上一寸量，入发五分头临泣，庭维之间取之良，目窗正营及承灵，相距寸半脑空绍，风池耳后发际陷，颅底筋外有陷凹，肩井缺盆上寸半，渊腋腋下三寸从，辄筋腋前横一寸，日月乳下三肋逢，京门十二肋骨端，带脉髂上腰间现，五枢髂上上棘前，略下五分维道见，居髎维后斜三寸，环跳髀枢陷中间，风市垂手中指寻，中渎膝上五寸陈，阳关陵上膝髌外，腓骨头前阳陵存，阳交外踝上七寸，外丘踝上七寸云，二穴相平堪比较，丘前交后距五分，光明踝五阳辅四，踝上三寸悬钟循，踝前陷中丘墟闻，临泣四趾本节扣，临下五分地五会，本节之前侠溪匀，四趾外端足窍阴，四十四穴仔细吟。

（十二）足厥阴肝经

足厥阴肝经起于大敦，止于期门，凡14穴。

十二肝经足厥阴，前内侧线穴细分，大蹈趾指三毛处，行间大次趾缝寻，太冲本节后寸半，踝前一寸中封停，踝上五寸蠡沟是，中都踝上七寸循，膝关犊鼻下二寸，曲泉屈膝尽横纹，阴包膝上方四寸，五里股内动脉存，阴廉恰在鼠蹊下，急脉阴旁二五真，十一肋端章门是，乳下二肋寻期门。

（十三）督脉

督脉起于长强，止于龈交，凡28穴。

十三督脉行脊梁，尾闾骨端是长强，二十一椎为腰俞，十六阳关细推详，命门十四三悬枢，十一椎下脊中藏，中枢十椎九筋缩，七椎之下乃至阳，六灵五神三身柱，陶道一椎之下裹，大椎正在一椎上，诸阳会此仔细详，哑门入发五分际，风府一寸宛中当，府上寸半寻脑户，强间户上寸半量，后顶再上一寸半，百会七寸顶中央，前顶囟会俱寸五，上星入发一寸良，神庭入发五分际，素髎鼻尖准头乡，水沟鼻下上唇陷，兑端唇上尖端藏，龈交上齿龈缝里，经行头背距中央。

（十四）任脉

任脉起于会阴，止于承浆，凡24穴。

十四任脉走腹胸，直线上行居正中，会阴两阴中间取，曲骨耻骨联合从，中极关元石门穴，每穴相距一寸均，气海脐下一寸半，脐下一寸阴交明，肚脐中央名神阙，水分下脘建里匀，中脘上脘皆一寸，巨阙上脘上一寸，鸠尾蔽骨下五分，中庭膻下寸六凭，膻中正在两乳间，玉堂紫宫华盖重，相距一肋璇玑穴，胸骨上缘天突通，廉泉颌下结喉上，承浆唇下宛宛中。

五、《内经》选背

1.《灵枢·经别》："夫十二经脉者，人之所以生，病之所以成，人之所以治，病之所以起，学之所始，工之所止也。"

2.《灵枢·经脉》："经脉者，所以能决死生，处百病，调虚实，不可不通。"

3.《灵枢·海论》："夫十二经脉者，内属于府藏，外络于肢节。"

4.《灵枢·本藏》："经脉者，所以行血气而营阴阳，濡筋骨，利关节者也。"

5.《灵枢·刺节真邪》："真气者，所受于天，与谷气并而充身者也。"

6.《素问·离合真邪论》："真气者，经气也。"

7.《灵枢·决气》："中焦受气取汁，变化而赤，是谓血。"

8.《灵枢·营卫生会》："中焦亦并胃中，出上焦之后，此所受气者，泌糟粕，蒸津液，化其精微，上注于肺脉，乃化而为血。"

9.《灵枢·邪客》："营气者，泌其津液，注之于脉，化以为血，以荣四末，内注五藏六府。"

10.《素问·痹论》："营者，水谷之精气也，和调于五藏，洒陈于六府，乃能入于脉也，故循脉上下，贯五藏，络六府也。"

11.《灵枢·本藏》："卫气者，所以温分肉，充皮肤，肥腠理，司开阖者也。"

12.《素问·痹论》："卫者，水谷之悍气也。"

13.《灵枢·邪客》："宗气积于胸中，出于喉咙，以贯心脉，而行呼吸焉。"

14.《素问·平人气象论》："胃之大络，名曰虚里，出于左乳之下，其动应衣，脉宗气也。"

15.《素问·经脉别论》："饮入于胃，游溢精气，上输于脾，脾气散精，上归于肺，通调水道，下输膀胱，水精四布，五经并行。"

16.《素问·痹论》："风寒湿三气杂至，合而为痹也。其风气胜者为行痹，寒气盛者为痛痹，湿气盛者为着痹也。"

17.《素问·宝命全形论》："人以天地之气生，四时之法成。"

18.《灵枢·岁露》："人与天地相参也，与日月相应也。"

19.《素问·六节藏象论》："天食人以五气，地食人以五味。气和而生，津液相成，神乃自生。"

20.《灵枢·顺气一日分为四时》："以一日分为四时，朝则为春，日中为夏，日入为秋，夜半为冬。"

21.《素问·生气通天论》："故阳气者，一日而主外，平旦人气生，日中而阳气隆，日西而阳气已虚，气门乃闭。"

22.《灵枢·百病始生》："风雨寒热，不得虚，邪不能独伤人。卒然逢疾风暴雨而不病者，盖无虚，故邪不能独伤人。此必因虚邪之风，与其身形，两虚相得，乃客其形。其中于虚邪也，因于天时，与其身形，参以虚实，大病乃成。"

21.《灵枢·顺气一日分四时》："夫百病者，多以旦慧昼安，夕加夜甚。朝则人气始生，病气衰，故旦慧；日中人气长，长则胜邪，故安；夕者人气始衰，邪气始生，故加；夜半人气入藏，邪气独居于身，故甚也。"

22.《素问·异法方宜论》："南方者，天地所长养，阳之所盛处也，其地下，水土弱，雾露之所聚也，其民嗜酸而食胕，故其民皆致理而赤色，其病挛痹。"

23.《素问·五常政大论》："地有高下，气有温凉，高者气寒，下者气热。西北之气，散而寒之；东南之气，收而温之。所谓同病异治也。"

24.《素问·阴阳应象大论》："阴阳者，天地之道也，万物之纲纪，变化之父母，生杀之本始。"

25.《素问·天元纪大论》："故物生谓之化，物极谓之变。"

26.《素问·六微旨大论》："夫物之生，从于化；物之极，由乎变。变化之相薄，成败之所由也。成败倚伏生乎动，则变作矣。"

27.《素问·阴阳应象大论》："故重阴必阳，重阳必阴；寒极生热，热极生寒。"

28.《素问·阴阳离合论》:"阴阳者,数之可十,推之可百,数之可千,推之可万。万之大,不可胜数,然其要一也。"

29.《素问·四气调神大论》:"是故圣人不治已病治未病,不治已乱治未乱,此之谓也。夫病已成而后药之,乱已成而后治之,譬犹渴而穿井,斗而铸锥,不亦晚乎!"

30.《素问·至真要大论》:"帝曰:愿闻病机何如?岐伯曰:诸风掉眩,皆属于肝;诸寒收引,皆属于肾;诸气膹郁,皆属于肺;诸湿肿满,皆属于脾;诸热瞀瘛,皆属于火;诸痛痒疮,皆属于心;诸厥固泄,皆属于下;诸痿喘呕,皆属于上;诸禁鼓栗,如丧神守,皆属于火;诸痉项强,皆属于湿;诸逆冲上,皆属于火;诸胀腹大,皆属于热;诸燥狂越,皆属于火;诸暴强直,皆属于风;诸病有声,鼓之如鼓,皆属于热;诸病胕肿,疼酸惊骇,皆属于火;诸转反戾,水液浑浊,皆属于热;诸病水液,澄澈清冷,皆属于寒;诸呕吐酸,暴注下迫,皆属于热。"

【病机分类】

①五脏病机(5条):诸风掉眩,皆属于肝;诸寒收引,皆属于肾;诸气膹郁,皆属于肺;诸湿肿满,皆属于脾;诸痛痒疮,皆属于心。

②风、寒、湿病机(3条):诸暴强直,皆属于风;诸病水液,澄澈清冷,皆属于寒;诸痉项强,皆属于湿。

③热邪病机(4条)(胀病转呕):诸胀腹大,皆属于热;诸病有声,鼓之如鼓,皆属于热;诸转反戾,水液浑浊,皆属于热;诸呕吐酸,暴注下迫,皆属于热。

④火邪病机(5条)(热禁逆躁病):诸热瞀瘛,皆属

于火；诸禁鼓栗，如丧神守，皆属于火；诸逆冲上，皆属于火；诸躁狂越，皆属于火；诸病胕肿，疼酸惊骇，皆属于火。

⑤上、下病机（2条）：诸厥固泄，皆属于下；诸痿喘呕，皆属于上。

⑥刘元素《素问玄机原病式》中加了一条：诸涩枯涸，干劲皲揭，皆属于燥。

31.《素问·痹论》："黄帝问曰：痹之安生？岐伯对曰：风寒湿三气杂至，合而为痹也。其风气胜者为行痹，寒气胜者为痛痹，湿气胜者为着痹也。"

32.《灵枢·九针十二原》："五藏有六府，六府有十二原，十二原出于四关，四关主治五藏。五藏有疾，当取之十二原，十二原者，五藏之所以禀三百六十五节气味也。五藏有疾也，应出十二原，而原各有所出，明知其原，睹其应，而知五藏之害矣。"

33.《灵枢·九针十二原》："今夫五藏之有疾也，譬犹刺也，犹污也，犹结也，犹闭也。刺虽久，犹可拔也；污虽久，犹可雪也；结虽久，犹可解也；闭虽久，犹可决也。或言久疾之不可取者，非其说也。夫善用针者，取其疾也，犹拔刺也，犹雪污也，犹解结也，犹决闭也。疾虽久，犹可毕也。言不可治者，未得其术也。"

34.《素问·上古天真论》："恬淡虚无，真气从之，精神内守，病安从来。"

35.《素问·四气调神大论》："夫四时阴阳者，万物之根本也，所以圣人春夏养阳，秋冬养阴，以从其根，故与万物沉浮于生长之门，逆其根则伐其本，坏其真矣。故阴阳四时者，万物之终始也，死生之本也，逆之则灾害生，从之则苛疾不起。"

36.《素问·四气调神大论》："春三月……夜卧早起，广步于庭，被发缓形，以使志生，此春气之应，养生之道也……夏三月……夜卧早起，无厌于日，使志无怒，此夏气之应，养长之道也……秋三月……早卧早起，与鸡俱兴，使志安宁，收敛神气，使秋气平，此秋气之应，养收之道也……冬三月……早卧晚起，必待日光，使志若伏若匿……去寒就温，无泄皮肤，使气亟夺，此冬气之应，养藏之道也。"

37.《素问·阴阳应象大论》："故邪风之至，疾如风雨。故善治者治皮毛，其次治肌肤，其次治筋脉，其次治六府，其次治五藏。治五藏者，半死半生也。"

38.《素问·六元正纪大论》："用温远温，用热远热，用凉远凉，用寒远寒，食宜同法，有假反常。"

39.《素问·血气形志》："夫人之常数，太阳常多血少气，少阳常少血多气，阳明常多气多血，少阴常少血多气，厥阴常多血少气，太阴常多气少血，此天之常数。"

40.《素问·血气形志》："形乐志苦，病生于脉，治之以灸刺；形乐志乐，病生于肉，治之以针石；形苦志乐，病生于筋，治之以熨引；形苦志苦，病生于咽嗌，治之以甘药。"

41.《素问·标本病传论》："先病而后逆者，治其本；先逆而后病者，治其本；先寒而后生病者，治其本；先病而后生寒者，治其本；先病而后泄者，治其本；先泄而后生他病者，治其本；必且调之，乃治其他病。"

42.《素问·标本病传论》:"先热而后生中满者,治其标;先病而后生中满者,治其标;小大不利,治其标。"

43.《素问·至真要大论》:"帝曰:反治何谓?岐伯曰:热因热用,寒因寒用,塞因塞用,通因通用。"

44.《素问·至真要大论》:"诸寒之而热者,取之阴,热之而寒者,取之阳,所谓求其属也。"

45.《素问·阴阳应象大论》:"阴胜则阳病,阳胜则阴病。阳胜则热,阴胜则寒。重寒则热,重热则寒。寒伤形,热伤气;气伤痛,形伤肿。故先痛而后肿者,气伤形也;先肿而后痛者,形伤气也。"

46.《素问·至真要大论》:"主病之谓君,佐君之谓臣,应臣之谓使。君一臣二,制之小也;君一臣三佐五,制之中也;君一臣三佐九,制之大也。"

47.《素问·六元正纪大论》:"黄帝问曰:妇人重身,毒之何如?岐伯曰:有故无殒,亦无殒也。大积大聚,其可犯也,衰其大半而止,过者死。"

48.《素问·五常政大论》:"治热以寒,温而行之;治寒以热,凉而行之;治温以清,冷而行之;治清以温,热而行之。"

49.《素问·藏气法时论》:"毒药攻邪,五谷为养,五果为助,五畜为益,五菜为充,气味合而服之,以补精益气。"

50.《素问·阴阳应象大论》:"怒伤肝,悲胜怒;喜伤心,恐胜喜;思伤脾,怒胜思;忧伤肺,喜胜忧;恐伤肾,思胜恐。"

51.《素问·宝命全形论》:"刺虚者须其实,刺实者须其虚，经气已至，慎守勿失，深浅在志，远近若一，如临深渊，手如握虎，神无营于众物。"

52.《素问·针解》："神无营于众物者，静志观病人，无左右视也。义无邪下者，欲端以正也。必正其神者，欲瞻病人目，制其神，令气易行也。"

53.《灵枢·寒热病》："春取络脉，夏取分腠，秋取气口，冬取经输。凡此四时，各以时为齐。络脉治皮肤，分腠治肌肉，气口治筋脉，经输治骨髓。"

54.《灵枢·逆顺肥瘦》："年质壮大，血气充盈，肤革坚固，因加以邪，刺此者，深而留之，此肥人也。瘦人者，皮薄色少肉廉廉然，刺此者，浅而疾之。婴儿者，其肉脆，血少气弱，刺此者，以毫针，浅刺而疾发针，日再可也。"

55.《灵枢·根结》："用针之要，在于知调阴与阳，调阴与阳，精气乃光。"

56.《素问·阴阳应象大论》："故善用针者，从阴引阳，从阳引阴。"

57.《灵枢·终始》："病在上者，下取之；病在下者，高取之；病在头者，取之足；病在足者，取之腘。"

58.《灵枢·经脉》："盛则泻之，虚则补之，热则疾之，寒则留之，陷下则灸之，不盛不虚，以经取之。"

59.《灵枢·终始》："邪气之来也，紧而急；谷气之来也，徐而和。"

60.《素问·针解》："刺实须其虚者，留针，阴气隆至，乃去针也。刺虚须其实者，阳气隆至，针下热，乃去针也。"

61.《素问·刺禁论》:"藏有要害,不可不察。刺头,中脑户,入脑立死。刺臂太阴脉,出血多,立死。刺眶上,陷骨中脉,为漏为盲。刺关节中液出,不得屈伸。"

62.《素问·诊要经终论》:"凡刺胸腹者,必避五藏。"

63.《灵枢·终始》:"凡刺之禁,新内勿刺,新刺勿内,已醉勿刺,已刺勿醉;新怒勿刺,已刺勿怒;新劳勿刺,已刺勿劳;已饱勿刺,已刺勿饱;已饥勿刺,已刺勿饥;已渴勿刺,已刺勿渴;大惊大恐,必定其气,乃刺之;乘车来者,卧而休之如食顷,乃刺之;出行来者,坐而休之如行十里顷,乃刺之。凡此十二禁者,其脉乱气散,逆其营卫,经气不次。"

64.《灵枢·邪气藏府病形》:"诸小者,阴阳形气俱不足,勿取以针,而调以甘药也。"

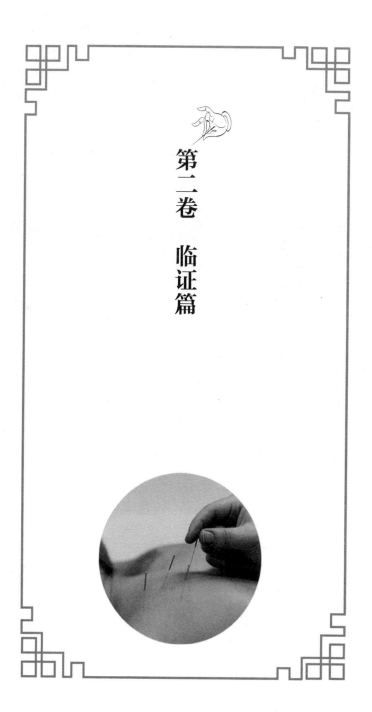

第二卷　临证篇

一、针灸补泻的原则（针灸治疗准则）

针灸补泻的原则以《内经》经旨为依据。

《灵枢·九针十二原》："凡用针者，虚则实之，满则泻之，菀陈则除之，邪盛则虚之。"

《灵枢·经脉》："盛则泻之，虚则补之，寒则留之，热则疾之，陷下则灸之，不盛不虚，以经取之。"

1. 针治准则 实则泻之，虚则补之，热则疾之，寒则留之，菀陈则除之；不盛不虚，以经取之。

2. 灸治准则 寒则温之，虚则补之，陷下则灸之。

二、针灸处方的基本准则

针灸处方配穴的基本准则是"循经取穴"。即以脏腑经络理论为指导，根据病机和证候，在其所属或相关的经脉上选取腧穴，配伍成方。在具体运用时，有本经取穴和异经取穴之分。

三、特定穴

特定穴包括五输穴、原穴、络穴、郄穴、募穴、八会穴、背俞穴、下合穴、交会穴、八脉交会穴。

（一）五输穴

十二经脉的井、荥、输、经、合穴，配属五行，共六十穴，即五行俞，亦称五输穴。五输穴是人体十二经、十五络之气上下出入之所。

1. 五输穴的意义 《灵枢·九针十二原》说："所出为井，所溜为荥，所注为输，所行为经，所入为合。"

2. 五输穴的主病 《灵枢·顺气一日为四时》说："病在脏者，取之井；病变于色者，取之荥；病时间时甚者，取之输；病变于音者，取之经；经满而血者，病在胃，及以饮食不节而得病者，取之合。"《难经·六十八难》："井主心下满，荥主身热，输主体重节痛，经主喘咳寒热，合主逆气而泄。"《灵枢·邪气脏腑病形》："荥输治外经，合治内府。"《难经·七十四难》指出："春刺井，夏刺荥，季夏刺输，秋刺经，冬刺合。"

十二经脉五输穴见表2-1、表2-2。

表 2-1 手三阴、足三阴经五输穴

经名	井（木）	荥（火）	输（土）	经（金）	合（水）
手太阴	少商	鱼际	太渊	经渠	尺泽
手厥阴	中冲	劳宫	大陵	间使	曲泽
手少阴	少冲	少府	神门	灵道	少海
足太阴	隐白	大都	太白	商丘	阴陵泉
足厥阴	大敦	行间	太冲	中封	曲泉
足少阴	涌泉	然谷	太溪	复溜	阴谷

表 2-2 手三阳、足三阳经五输穴

经名	井（金）	荥（水）	输（木）	经（火）	合（土）
手阳明	商阳	二间	三间	阳溪	曲池
手少阳	关冲	液门	中渚	支沟	天井

经名	井（金）	荥（水）	输（木）	经（火）	合（土）
手太阳	少泽	前谷	后溪	阳谷	小海
足阳明	厉兑	内庭	陷谷	解溪	足三里
足少阳	足窍阴	侠溪	足临泣	阳辅	阳陵泉
足太阳	至阴	通谷	束骨	昆仑	委中

（二）原穴

原即本原。原穴是脏腑原气所经过和留止的穴位。

《难经·六十六难》："脐中肾间动气者，人之生命也，十二经之根本也，故名曰原。三焦者，原之别使也，主通行三气，经历五藏六府，原者，三焦之尊号也，故所止辄为原。五藏六府之有病者，皆取其原也。"

《灵枢·九针十二原》："五藏有疾也，应出十二原，十二原各有所主，明知其原，睹其应，而知五藏之害也。"在治疗方面，《灵枢·九针十二原》说："五藏有疾也，当取之十二原。"

阴经五脏之原穴，即五输穴中的输穴；阴经"以输为原"。《类经·图翼》谓："阴经之输并于原。"

十二经脉原穴见表2-3。

表2-3 十二经脉原穴表

手太阴肺经	太渊	手阳明大肠经	合谷	足阳明胃经	冲阳
足太阴脾经	太白	手少阴心经	神门	手太阳小肠经	腕骨
足太阳膀胱经	京骨	足少阴肾经	太溪	手厥阴心包经	大陵
手少阳三焦经	阳池	足少阳胆经	丘墟	足厥阴肝经	太冲

（三）络穴

络穴是络脉所属的穴位，在表里经之间有纽带作用，沟通表里经气血。络穴是络脉由经脉别出部位的腧穴，络穴的主治特点为治疗与表里两经有关的病证。

十五络穴见表2-4。

表2-4　十五络穴表

手太阴	列缺	手阳明	偏历	足阳明	丰隆
足太阴	公孙	手少阴	通里	手太阳	支正
足太阳	飞扬	足少阴	大钟	手厥阴	内关
手少阳	外关	足少阳	光明	足厥阴	蠡沟
任脉	尾翳（鸠尾）	督脉	长强	脾之大络	大包

《素问·平人气象论》还载有"胃之大络"名曰虚里，故又有"十六络穴"之说。

（四）郄穴

郄穴是经脉气血曲折汇聚的孔隙。郄穴的主治特点是对本经循行部位与所属内脏的急性病痛治疗效果较好。郄穴的名称和位置首载于《针灸甲乙经》。十六郄穴见表2-5。

表2-5　十六郄穴表

手太阴	孔最	手阳明	温溜	足阳明	梁丘
足太阴	地机	手少阴	阴郄	手太阳	养老
足太阳	金门	足少阴	水泉	手厥阴	郄门

手少阳	会宗	足少阳	外丘	足厥阴	中都
阴跷脉	交信	阳跷脉	跗阳		
阴维脉	筑宾	阳维脉	阳交		

（五）募穴

脏腑之气输注于胸腹部的腧穴，称募穴。"募"有汇集之意，即脏腑之气由外向内汇聚集结于此。募穴，始见于《素问·奇病论》："胆虚气上溢而口为之苦，治之以胆募俞。"《素问·阴阳应象大论》说"阳病治阴"，说明治六腑病症多取募穴，如胃病取中脘、大肠病取天枢、膀胱病取中极等。俞、募穴的分布规律与五脏六腑所在位置密切相关。相对应的脏腑俞募穴经气相通，这在临床诊断与治疗过程中有重要意义。

十二经脉募穴见表2-6。

表2-6　十二经脉募穴表

手太阴肺经	中府	手阳明大肠经	天枢	足阳明胃经	中脘
足太阴脾经	章门	手少阴心经	巨阙	手太阳小肠经	关元
足太阳膀胱经	中极	足少阴肾经	京门	手厥阴心包经	膻中
手少阳三焦经	石门	足少阳胆经	日月	足厥阴肝经	期门

（六）八会穴

八会穴是指脏、腑、气、血、筋、脉、骨、髓的8个聚会穴。《难经·四十五难》云："热病在内者，取其会之气穴也。"临床运用不限于热病而着重在内症。一般凡属脏、腑、气、血、筋、脉、骨、髓的病变，都可取其相应的会穴进行治疗。

八会穴见表2-7。

表2-7　八会穴表

脏会	章门	腑会	中脘	气会	膻中
血会	膈俞	筋会	阳陵泉	脉会	太渊
骨会	大杼	髓会	悬钟		

（七）背俞穴

背俞穴是五脏六腑之气转输于背部的特定穴，主治脏腑病和与脏腑有关的周身及五官疾患。按《难经》所说"阴病引阳"的意义，五脏有病应多取背俞穴，临床运用时多与募穴相配。

十二经脏腑背俞穴见表2-8。

表2-8　十二经脏腑背俞穴表

肝（足厥阴）	肝俞	心（手少阴）	心俞	脾（足太阴）	脾俞
肺（手太阴）	肺俞	肾（足少阴）	肾俞	胆（足少阳）	胆俞
小肠（手太阳）	小肠俞	胃（足阳明）	胃俞	大肠（手阳明）	大肠俞
膀胱（足太阳）	膀胱俞	三焦（手少阳）	三焦俞	心包（手厥阴）	厥阴俞

（八）下合穴

"下"指下肢而言，"合"有汇合的含义。下合穴就是六腑相合于下肢阳经的腧穴。《灵枢·邪气藏府病形》曰:"六府皆出足之三阳,上合于手者也。"又说:"大肠、小肠皆属于胃。"下合穴的临床意义主要是治疗内腑病。

下合穴见表2-9。

表2-9　下合穴表

手阳明大肠经	上巨虚	手少阳三焦经	委阳	手太阳小肠经	下巨虚
足阳明胃经	足三里	足少阳胆经	阳陵泉	足太阳膀胱经	委中

(九)交会穴

两经或数经相交会合的腧穴,称为交会穴。交会穴的记载始见于《针灸甲乙经》。交会穴不但能治疗本经病,还能兼治所交经脉的病症。如关元、中极是任脉穴,又与足三阴经相交会,故既可治任脉病症,又可治疗足三阴经的病症;大椎是督脉穴,又与手、足三阳经相交会,故既可治疗督脉疾患,又可治疗诸阳经的全身性疾患;三阴交是足太阴脾经穴,与足少阴肾经和足厥阴肝经相交会,故可同时治疗肝、肾、脾三经的病症。

《针灸学讲义》(南京中医学院主编,1964年出版)记载,交会穴有94个;《针灸歌赋选解》(陈壁琉、郑卓人合编,人民卫生出版社,1959年出版)记载交会穴104个;《针灸腧穴学》(杨甲三主编,上海科学技术出版社,1989年出版)记载交会穴100个。

（十）八脉交会穴

八脉交会穴是四肢通于奇经八脉的 8 个穴位，临床多用于奇经病证的治疗（表 2-10）。

表 2-10　八脉交会穴主治表

穴名	通八脉	主治
公孙	冲脉	胸，心，胃
内关	阴维脉	
后溪	督脉	目内眦，颈，项，耳，肩膊
申脉	阳跷脉	
足临泣	带脉	目外眦，耳后，颈，颊，肩
外关	阳维脉	
列缺	任脉	肺系，咽喉，胸膈
照海	阴跷脉	

八脉交会穴的记载首见于窦汉卿《针经指南》。八脉交会穴在临床上应用甚为广泛，李梴《医学入门》说，"八法者，奇经八穴为要，乃十二经之大会也"，"周身三百六十六穴统于手足六十六穴，六十六穴又统于八穴"，强调了八脉交会穴的重要意义。

四、十二经气血多少歌

多气多血为阳明，少气太阳厥阴经，二少太阴多少血，六经气血君需明。

五、十二经子母穴补泻歌

肺泻尺泽补太渊，大肠二间曲池间，胃泻厉兑解溪补，脾在商丘大都边，心先神门后少冲，小肠小海后溪连，膀胱束骨补至阴，肾泻涌泉复溜焉，包络大陵中冲补，三焦天井中渚痊，胆泻阳辅补侠溪，肝泻行间补曲泉。

六、四总穴歌

肚腹三里留，腰背委中求，头项寻列缺，面口合谷收。

七、千金十要穴歌

三里内庭穴，肚腹中妙诀，曲池与合谷，头面病可彻，腰背痛相连，委中昆仑穴，胸项如有痛，后溪并列缺，环跳与阳陵，膝前兼腋胁。可补即留久，当泻即疏泄，三百六十名，千金十要穴。

八、管氏三十要穴歌

委中足三里，合谷及列缺，内关与曲池，环跳阳陵接，太冲与昆仑，通里后溪穴，承山和内庭，大椎曲泽泻，支沟三阴交，复溜涌泉热，外关足临泣，百会水沟霍，公孙及关元，中脘章门佐，照海同申脉，三十个要穴。

九、马丹阳天星十二穴治杂病歌

三里内庭穴，曲池合谷接，委中配承山，太冲昆仑穴，环跳与阳陵，通里并列缺，合担用法担，合截用法截，三百六十穴，不出十二诀，治病如神灵，浑如汤泼雪，北斗降真机，金锁教开彻，至人可传授，匪人莫浪说。

十、行针指要歌

或针风，先向风府百会中；或针水，水分侠脐上边取；或针结，针着大肠泻水穴；或针劳，须向膏肓及百劳；或针虚，气海丹田委中奇；或针气，膻中一穴分明记；或针嗽，肺俞风门兼用灸；或针痰，先针中脘三里间；或针吐，中脘气海膻中补；翻胃吐食一般医，针中有妙少人知。

【注】

风：风府、百会；水：水分（灸）；结：大肠俞、二间。

劳：病久体羸叫做虚，久虚不复叫做损，损极不复叫做劳，膏肓、百劳。

虚：气海、关元、委中；气：膻中；咳嗽：肺俞、风门；痰：中脘、足三里。

吐：中脘、气海、膻中；翻胃吐食：主要是胃阳虚弱，或命门火衰，不能腐熟水谷，胃失和降所致，其特征是朝食暮吐或暮食朝吐，中脘、气海、膻中。

十一、回阳九针歌

哑门劳宫三阴交，涌泉太溪中脘接，环跳三里合谷并，此是回阳九针穴。

十二、经验特效穴歌

身热无汗刺复溜，面肿须向人中求，痰多可针丰隆穴，小便失禁关元灸，便秘支沟与大敦，自汗多汗合谷寻，消渴宜刺两照海，疟疾内踝灸亦停，牙关紧急刺颊车，口眼齐闭合谷迎，风眩烂眼针二骨，两目涩痛刺光明，血压高增涌泉减，头痛发热外关安，胸满腹痛内关刺，气喘天突是真传。

【注】

内踝：别名踝尖、吕细。足内踝骨之高点处。

二骨：指大骨空、小骨空二穴。大骨空：拇指背侧，指骨关节横纹中点处。小骨空：小指背侧，近端指关节横纹中点处。

十三、12 个急证的针灸处方歌诀

1.晕厥——水沟、中冲、涌泉、足三里。

口诀：晕厥要在山里涌泉边的水沟中冲醒。

2.虚脱——素髎、水沟、内关。

口诀：虚脱要速（素）关水沟。

3. 抽搐——百会、印堂、人中（水沟）、合谷、太冲。

口诀：堂中（人中）百合气味太冲，引发抽搐。

4. 中风闭证——十二井穴、水沟、太冲、丰隆。

口诀：中风是由于十二条水沟臭气太冲，轰（丰）隆一声倒地所致。

5. 中风脱证——关元、神阙（隔姜灸）。汗出配阴郄、复溜，小便失禁配三阴交。

口诀：中风脱证会元神出窍。

6. 痛经——（实证）中极、次髎、地机。（虚证）气海、关元、足三里、三阴交。

口诀：实痛是中计（中极）吃了（次髎）低级（地机）食品。虚痛是三阴天在山里太久气海没有关圆（元）。

7. 内脏绞痛

（1）心绞痛——心俞、厥阴俞、内关、膻中。

口诀：心绞痛到内堂休息，心越平静，感觉应越好。

（2）急性胆囊炎、胆石症——胆俞、肝俞、日月、期门、阳陵泉、胆囊穴。

口诀：胆囊疾病主治肝胆，日月不停，其（期）门自通，扬名（陵）全靠这。

（3）胆道蛔虫症——迎香透四白、鸠尾透日月、胆囊穴、中脘、阳陵泉。

口诀：九尾偷日月，您想（迎香）偷四百？阳陵泉边过，胆怯早中晚。

（4）肾绞痛——肾俞、三焦俞、关元、阴陵泉、三阴交。

口诀：肾绞痛只要自大观园的阴陵泉，三叫三应肾即愈。

8. 牙痛——合谷、下关、颊车。

口诀：何故（合谷）下车？牙痛啊。

9. 高热——大椎、十二井、十宣、曲池、合谷。

口诀：高热何故拿十二斤大锥去池边？是宣合热气。

10. 血管性头痛

（1）外感头痛——百会、太阳、风池、合谷。

口诀：何故（合谷）太阳风总拜会（百会）我？让我头痛啊！

（2）内伤头痛

①肝阳头痛——百会、风池、太冲、太溪。

口诀：慈（池）禧（溪）拜会太宗（太冲），大怒，肝阳直线上亢。

②肾虚头痛——百会、肾俞、脾俞、足三里。

口诀：走三里路拜会朋友，友曰：我脾肾俱虚，肾亏头痛也。

③血虚头痛——百会、心俞、脾俞、足三里。

口诀：走三里路拜会朋友，友曰：我心脾两虚，血虚头痛也。

④痰浊头痛——头维、太阳、丰隆、阴陵泉。

痰浊头痛会引起头围、太阳穴丰隆，可能是阴陵泉浊气太盛所致。

⑤瘀血头痛——阿是穴、合谷、血海、三阴交。

血瘀何故头痛？是三股阴气交会（即三阴交）于血海是也！

11. 急性腰扭伤——肾俞、腰眼、委中。

腰扭伤自己在肾部腰眼处揉揉，再放首娓娓中听的曲子。

12. 呕吐——中脘、内关、足三里。

在关内走三里地中脘不舒服，吐了。

十四、孙真人针十三鬼穴歌

一针鬼宫，即人中，入三分。二针鬼信，即少商，入三分。三针鬼垒，即隐白，入二分。四针鬼心，即大陵，入五分。五针鬼路，即申脉（火针），三下。六针鬼枕，即风府，入二分。七针鬼床，即颊车，入五分。八针鬼市，即承浆，入三分。九针鬼窟，即间使，入二分。十针鬼堂，即上星，入二分。十一针鬼藏，男即会阴，女即玉门头，入三分。十二针鬼臣，即曲池（火针），入五分。十三针鬼封，在舌下中缝，刺出血，仍横安板一枚，就两口吻，令舌不动，此法甚效。更加间使、后溪二穴尤妙。

男子先针左起，女子先针右起。单日为阳，双日为阴。阳日阳时针右转，阴日阴时针左转。

（管氏歌诀：孙真十三穴，人少隐大申，风车承间上，一会二曲池，十三舌下缝，男左女右起，阳右阴左转。）

南北朝宋代（420—479年）针灸家徐秋夫载有"鬼病十三穴"，与"孙真人十三鬼穴"比较，有9穴相同，4穴不相同。

相同9穴为人中、风府、承浆、颊车、少商、大陵、隐白、间使、舌下缝。

不同4穴为孙真人之上星、曲池、申脉、会阴，徐秋夫之神庭、阳陵泉、行间、乳中。

【注】

1.孙真人即孙思邈（581—682年），唐代著名医学家。徐秋夫，南北朝刘宋时代针灸家。据《南史·张融传》《江南通志》记载，徐秋夫工医而善针，据传疗鬼疾而获效，足见其针灸术之高明。

2.玉门：一名阴缝，位于阴蒂头，主治妇人阴疮、癫狂。针三分，得气时有痛痒感。(《针灸孔穴及其疗法便览》《针灸大辞典》)

十五、骨度分寸定位法

以《灵枢·骨度》所规定的人体各部分的分寸为依据，结合历代医家创用的折量分寸而确定骨度分寸，其定位法如下（表2-11）。

表2-11　常用骨度分寸表

部位	起止点	折量寸	度量	说明
头面部	前发际正中至后发际正中	12寸	直寸	确定头部穴位，纵向定位
	眉间（印堂）至前发际正中	3寸	直寸	
	第7颈椎棘突下（大椎）至后发际正中	3寸	直寸	确定头部前后穴位，纵向定位
	眉间（印堂）至后发际正中下大椎穴	18寸	直寸	
	前两额发角（头维）之间	9寸	横寸	确定头前部经穴，横向定位
	耳后两乳突（完骨）之间	9寸	横寸	确定头后部经穴，横向定位

针灸必背医籍选——管氏针灸金匮

50

部位	起止点	折量寸	度量	说明
胸腹胁部	锁骨上窝（天突）至胸剑联合中点（歧骨）	9寸	直寸	确定胸部任脉经穴的纵向距离
	胸剑联合中点（歧骨）至脐中	8寸	直寸	确定上腹部经穴的纵向距离
	脐中至耻骨联合上缘（曲骨）	5寸	直寸	确定下腹部经穴的纵向距离
	两乳头之间	8寸	横寸	确定胸腹部经穴的横向距离
	腋窝顶点至第11肋游离端（章门）	12寸	直寸	确定胁肋部经穴的纵向距离
肩背部	肩胛骨内缘至后正中线	3寸	横寸	确定背腰部经穴的横向距离
	肩峰缘至后正中线	8寸	横寸	确定肩背部经穴的横向距离
上肢部	腋前、腋后纹头至肘横纹（平肘尖）	9寸	直寸	确定上臂部经穴的纵向距离
	肘横纹（平肘尖）至腕掌（背）侧横纹	12寸	直寸	确定前臂部经穴的纵向距离
下肢部	耻骨联合上缘至股骨内上髁上缘	18寸	直寸	确定下肢内侧经穴的纵向距离
	胫骨内侧髁下方至内踝尖	13寸	直寸	确定下肢三阴经穴的纵向距离
	股骨大转子至腘横纹	19寸	直寸	臀横纹至腘横纹相当于14寸
	腘横纹至外踝尖	16寸	直寸	确定下肢三阳经穴的纵向距离

手指同身寸定位法

1. 中指同身寸 以患者中指中节桡侧两端纹头（拇、中指屈曲成环形）之间的距离作为 1 寸。

2. 拇指同身寸 以患者拇指指间关节的宽度作为 1 寸。

3. 横指同身寸 令患者将食指、中指、无名指和小指并拢，以中指中节横纹为标准，其四指的宽度作为 3 寸。四指相并名曰"一夫"，用横指同身寸量取腧穴，又名"一夫法"。

十六、九刺、五刺、十二刺（《灵枢·官针》）

（一）九刺

《灵枢·官针》："凡刺有九，以应九变……"九刺法见表 2-12。

表 2-12　九刺表

名称	针刺取穴原则	备注
输刺	刺诸经荥、输、脏输	荥、输、背俞取穴
远道刺	病在上取之下，刺腑输	远隔取穴，上病取下，如合穴
经刺	刺大经之结络经分	经脉取穴
络刺	刺小络之血脉	络脉取穴，泻血络
分刺	刺分肉之间	分肉取穴
大写刺	刺大脓（以铍针）	外症泻脓（今属外科）

名称	针刺取穴原则	备注
毛刺	刺浮痹皮肤	皮肤浅刺
巨刺	左取右，右取左	交叉取穴
焠刺	刺燔针取痹	随痛处取穴

（记忆口诀：输远经络分，大写毛巨焠）

（二）五刺

《灵枢·官针》："凡刺有五，以应五脏……"五刺法见表 2-13。

表 2-13　五刺表

名称	针刺方法	分部	应五脏
半刺	浅刺，疾出	皮	肺
豹文刺	多刺，出血	脉	心
关刺	刺尽筋上	筋	肝
合谷刺	刺分肉间，如鸡足	肌	脾
输刺	直入直出，深刺	骨	肾

（记忆口诀：五刺半文关合输）

（三）十二刺

《灵枢·官针》："凡刺有十二节，以应十二经……"十二刺法见表 2-14。

表 2-14　十二刺表

名称	针刺方法	主治
偶刺	一刺前（胸腹），一刺后（背），直对病所	治心痹
报刺	进针不即拔出，以左手随病痛所在按之，再刺	刺痛无常处
恢刺	刺筋旁，时提针或向前或向后以恢筋急	治筋痹
齐刺	正入一针，旁入二针	治寒痹小深者
扬刺	正入一针，旁入四针	治寒痹广大者
直针刺	引起皮肤乃刺入	治寒痹之浅者
输刺	直入直出，慢退针而深入	治气盛而热者
浮刺	旁入其针而浮之	治肌肤急而寒
阴刺	左右并刺，如刺足少阴太溪穴	治寒厥
短刺	稍摇而深入	刺骨痹
傍针刺	正入一针，旁入一针	治留痹久居者
赞刺	直入直出，多针而浅，出血	治痈肿

（记忆口诀：偶报恢齐扬直针，输浮阴短傍针赞）

三种"输刺"异同点见表 2-15。

表 2-15　三种"输刺"异同

所属刺法	针刺方法	不同要点
九刺法中的输刺	刺诸经荥、输、脏输	荥、输、背俞取穴
五刺法中的输刺	直入直出，深刺	主治骨、肾疾病
十二刺法中的输刺	直入直出，慢退针而深入	治气盛而热者

《灵枢·官针》说:"故用针者,不知年之所加,气之盛衰,虚实之所起,不可以为工也。"

【注】

《灵枢·官针》中认为,运用针法的医者,不知道当年风、寒、暑、湿、燥、火六气加临的时期,在每一节气中,六气盛衰的情况,以及因气候关系而引起的病情虚实等,就不可以称为良医。

十七、禁针穴歌

脑户囟会及神庭,玉枕络却到承灵,颅息角孙承泣穴,神道灵台膻中明,水分神阙会阴上,横骨气冲针莫行,箕门承筋手五里,三阳络穴到青灵,孕妇不宜针合谷,三阴交内亦通论,石门针灸须禁忌,女子终身孕不成,外有云门并鸠尾,缺盆客主深晕生,肩井深时亦晕倒,急补三里人还平,刺中五脏胆皆死,冲阳出血赴幽冥,海泉颧髎乳中穴,脊间中髓伛偻形,手鱼腹陷阴股内,膝膑筋会及肾经,腋股之下各三寸,目眶关节皆通评。

十八、禁灸穴歌

哑门风府天柱擎,承光临泣头维平,丝竹攒竹睛明穴,素髎禾髎迎香程,颧髎下关人迎去,天牖天府到周荣,渊腋乳中鸠尾下,腹哀臂后寻肩贞,阳池中冲少商穴,鱼际经渠一顺行,地五阳关脊中主,隐白漏谷通阴陵，条口犊鼻上阴市，伏兔髀关申脉迎，委中殷门承扶上，白环心俞同一经，灸而勿针针勿灸，针经为此常叮咛，庸医针灸一齐用，徒施患者炮烙刑。

十九、标幽赋

拯救之法，妙用者针。察岁时于天道，定形气于予心。春夏瘦而刺浅，秋冬肥而刺深。不穷经络阴阳，多逢刺禁，既论脏腑虚实，须向经寻。

原夫起自中焦，水初下漏。太阴为始，至厥阴而方终；穴出云门，抵期门而最后。正经十二，别络走三百余支；正侧仰伏，气血有六百余候。手足三阳，手走头而头走足；手足三阴，足走腹而胸走手。要识迎随，须明逆顺。

况乎阴阳气血，多少为最。厥阴、太阳少气多血；太阴、少阴少血多气；而又气多血少者，少阳之分；气盛血多者，阳明之位。先详多少之宜，次察应至之气，轻滑慢而未来，沉涩紧而已至。既至也，量寒热而留疾；未至者，据虚实而候气。气之至也，如鱼吞钩饵之浮沉；气未至也，如闲处幽堂之深邃。气速至而效速，气迟至而不治。观夫九针之法，毫针最微，七星上应，众穴主持。本形金也，有蠲邪扶正之道；短长水也，有决凝开滞之机。定刺象木，或斜或正；口藏比火，进阳补羸。循机扪塞以象土，实应五行而可知。然是三寸六分，包含妙理；虽细桢于毫发，同贯多歧。可平五脏之寒热，能调六腑之虚实。拘挛闭塞，遣八邪而去矣；寒热痹痛，开四关而已之。凡刺者，使本神朝而后入；既刺也，使本神定而气随。神不朝而勿刺，神已定而可施。定脚处，取气血为主意；下手处，认水木是根基。天地人三才也，涌泉同璇机、百会；上中下三部也，大包与天枢、地机。阳跷阳维并督脉，主肩背腰腿在表之病；阴跷、阴维、任、冲脉，去心腹胁肋在里之疑。二陵、二跷、二交，似续而交五大；两间、两商、两井，相依而别两支。大抵取穴之法，必有分寸，先审自意，次观肉分。伸屈而得之，或平直而安定。在阳部筋骨之侧，陷下为真；在阴分郄腘之间，动脉相应。取五穴用一穴而必端，取三经用一经而可正。头部与肩部详分，督脉与任脉易定。明标与本，论刺深刺浅之经；住痛移疼，取相交相贯之经。岂不闻藏府病，而求门海俞募之微，经络滞而求原别交会之道，更穷四根三结，依标本而刺无不痊；但用八法五门，分主客而针无不效。八脉始终连八会，本是纪纲；十二经络十二原，是为枢要。一日取六十六穴之法，方见幽微；一时取十二经之原，始知要妙。

原夫补泻之法，非呼吸而在手指；速效之功，要交正而识本经。交经缪刺，左有病而右畔取；泻络远针，头有疾而脚上针。巨刺与缪刺各异，微针与妙刺相通。观部分而知经络之虚实，视沉浮而辨藏府之寒温。且夫先令针耀而虑针损；次藏口内而欲针温。目无外视，手如握虎；心无内慕，如待贵人。左手重而多按，欲令气散；右手轻而徐入，不痛之因。空心恐怯，直立侧而多晕；背目沉掐，坐卧平而没昏。推于十干十变，知孔穴之开阖；论其五行五藏，察日时之旺衰。伏如横弩，应若发机。阴交阳别，而定血晕；阴跻阳维，而下胎衣。痹厥偏枯，迎随俾经络接续；漏崩带下，温补使气血依归。静以久留，停针待之。必准者，取照海治喉中之闭塞；端的处，用大钟治心内之呆痴。大抵疼痛实泻，麻痒虚补。体重节痛而俞居，心下痞满而井主。心胀咽痛，针太冲而必除；脾冷胃痛，泻公孙而立愈。胸满腹胀刺内关，胁疼肋痛针飞虎。筋挛骨痛而补魂门，体热劳嗽而泻魄户。头风头痛，刺申脉与金门；眼痒眼痛，泻光明与地五。泻阴郄止盗汗，治小儿骨蒸；刺偏历利小便，医大人水蛊。中风环跳而宜刺，虚损天枢而可取。

由是午前卯后，太阴生而疾温；离左酉南，月朔死而速冷，循扪弹怒，留吸母而坚长；爪下伸提，疾呼子而嘘短。动退空歇，迎夺右而泻凉；推内进搓，随济左而补暖。

慎之！大凡危疾，色脉不顺而莫针；寒热风阴，饥饱醉劳而切忌。望不补而晦不泻，弦不夺而朔不济。精其心而穷其法，无灸艾而坏其皮；正其理而求其原，免投针而失其位。避灸处而加四肢，四十有九；禁刺处而除六俞，二十有二。

抑又闻高皇抱疾未瘥，李氏刺巨阙而后苏；太子暴死为厥，越人针维会而复醒。肩井、曲池，甄权刺臂痛而复射；悬钟、环跳，华佗刺躄足而立行。秋夫针腰俞而鬼免沉疴；王纂针交俞而妖精立出。取肝俞与命门，使瞽士视秋毫之末；取少阳与交别，俾聋夫听夏蚋之声。

嗟夫！去圣逾远，此道渐坠，或不得意而散其学，或愆其能而犯禁忌，愚庸智浅，难契于玄言，至道渊深，得之者有几？偶述斯言，不敢示诸明达者焉，庶几乎童蒙之心启。

二十、百症赋

百症腧穴，再三用心。囟会连于玉枕，头风疗以金针。悬颅、颔厌之中，偏正痛止。强间、丰隆之际，头痛难禁。

原夫面肿虚浮，须仗水沟、前顶；耳聋气闭，全凭听会、翳风。面上虫行有验，迎香可取；耳中蝉噪有声，听会堪攻。目眩兮，支正、飞扬；目黄兮，阳纲、胆俞。攀睛攻少泽、肝俞之所，泪出刺临泣、头维之处。目中漠漠，即寻攒竹、三间；目觉䀮䀮，急取养老、天柱。

观其雀目肝气，睛明、行间而细推；审他项强伤寒，温溜、期门而主之。廉泉、中冲，舌下肿疼堪取；天府、合谷，鼻中衄血宜追。耳门、丝竹空，住牙疼于顷刻，颊车、地仓穴，正口㖞于片时。喉痛兮，液门、鱼际去疗，转筋兮，金门、丘墟来医。阳谷、侠溪，颔肿口噤并治；少商、曲泽，血虚口渴同施。通天去鼻内无闻之苦，复溜祛舌干口燥之悲。哑门、关冲，舌缓不语而要紧；天鼎、间使，失音嗫嚅而休迟。太冲泻唇㖞以速愈，承浆泻牙疼而即移。项强多恶风，束骨相连于天柱；热病汗不出，大都更接于经渠。

且如两臂顽麻，少海就傍于三里，半身不遂，阳陵远达于曲池。建里、内关，扫尽胸中之苦闷；听宫、脾俞，祛残心下之悲凄。久知胁肋疼痛，气户、华盖有灵；腹内肠鸣，下脘、陷谷能平。胸胁支满何疗，章门、不容细寻；膈疼饮蓄难禁，膻中、巨阙便针。胸满更加噎塞，中府、意舍所行；胸膈停留瘀血，肾俞、巨髎宜征。胸满项强，神藏、璇玑已试；背连腰痛，白环、委中曾经。脊强兮，水道、筋缩；目眴兮，颧髎、大迎。痉病非颅息而不愈，脐风须然谷而易醒。委阳、天池，腋肿针而速散；后溪、环跳，腿疼刺而即轻。梦魇不宁，厉兑相谐于隐白；发狂奔走，上脘同起于神门。惊悸怔忡，取阳交、解溪勿误；反张悲哭，仗天冲、大横须精。癫疾必身柱、本神之令，发热仗少冲、曲池之津。岁热时行，陶道复求肺俞理；风痫常发，神道须还心俞宁。湿寒湿热下髎定，厥寒厥热涌泉清。寒栗恶寒，二间疏通阴郄暗；烦心呕吐，幽门开彻玉堂明。行间、涌泉，主消渴之肾竭；阴陵、水分，去水肿之脐盈。痨瘵传尸，趋魄户、膏肓之路；中邪霍乱，寻阴谷、三里之程。治疸消黄，谐后溪、劳宫而看；倦言嗜卧，往通里、大钟而明。咳嗽连声，肺俞须迎天突穴；小便赤涩，兑端独泻太阳经。刺长强与承山，善主肠风新下血；针三阴与气海，专司白浊久遗精。

且如肓俞、横骨，泻五淋之久积；阴郄、后溪，治盗汗之多出。脾虚谷以不消，脾俞、膀胱俞觅；胃冷食而难化，魂门、胃俞堪责。鼻痔必取龈交，瘿气须求浮白。大敦、照海，患寒疝而善蠲；五里、臂臑，生疬疮而能治。至阴、屋翳，疗痒疾之疼多；肩髃、阳溪，消隐风之热极。

抑又论妇人经事改常，自有地机、血海；女子少气漏血，不无交信、合阳。带下产崩，冲门、气冲宜审；月潮违限，天枢、水泉细详。肩井乳痈而极效，商丘痔瘤而最良。脱肛趋百会、尾翳之所，无子搜阴交、石关之乡。中脘主乎积痢，外丘收乎大肠。寒虐兮商阳、太溪验；疝癖兮冲门、血海强。

夫医乃人之司命，非志士而莫为；针乃理之渊微，须至人之指教。现究其病源，后攻其穴道，随手见功，应针取效。方知玄理之玄，始达妙中之妙。此篇不尽，略举其要。

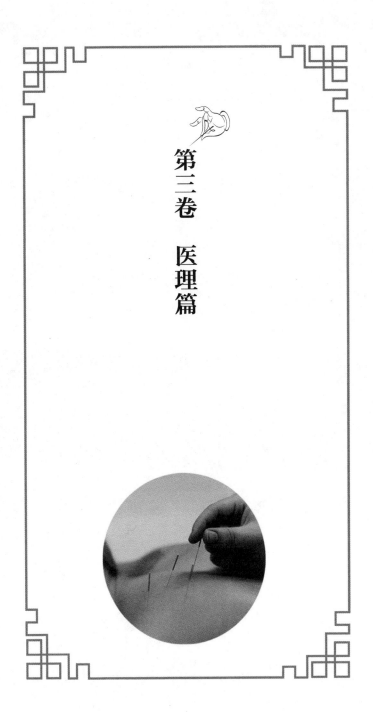

第三卷　医理篇

一、《黄帝内经》选读（《素问》）

上古天真论第一

昔在黄帝，生而神灵，弱而能言，幼而徇齐，长而敦敏，成而登天。乃问于天师曰：余闻上古之人，春秋皆度百岁，而动作不衰；今时之人，年半百而动作皆衰者，时世异耶？人将失之耶？岐伯对曰：上古之人，其知道者，法于阴阳，和于术数，食饮有节，起居有常，不妄作劳，故能形与神俱，而尽终其天年，度百岁乃去。今时之人不然也，以酒为浆，以妄为常，醉以入房，以欲竭其精，以耗散其真，不知持满，不时御神，务快其心，逆于生乐，起居无节，故半百而衰也。

夫上古圣人之教下也，皆谓之虚邪贼风，避之有时，恬憺虚无，真气从之，精神内守，病安从来。是以志闲而少欲，心安而不惧，形劳而不倦，气从以顺，各从其欲，皆得所愿。故美其食，任其服，乐其俗，高下不相慕，其民故曰朴。是以嗜欲不能劳其目，淫邪不能惑其心，愚智贤不肖不惧于物，故合于道。所以能年皆度百岁而动作不衰者，以其德全不危也。

帝曰：人年老而无子者，材力尽邪？将天数然也？岐伯曰：女子七岁，肾气盛，齿更发长。二七而天癸至，任脉通，太冲脉盛，月事以时下，故有子。三七，肾气平均，故真牙生而长极。四七，筋骨坚，发长极，身体盛壮。五七，阳明脉衰，面始焦，发始堕。六七，三阳脉衰于上，面皆焦，发始白。七七，任脉虚，太冲脉衰少，天癸竭，地道不通，故形坏而无子也。丈夫八岁，肾气实，发长齿更。二八，肾气盛，天癸至，精气溢泻，阴阳和，故能有子。三八，肾气平均，筋骨劲强，故真牙生而长极。四八，筋骨隆盛，肌肉满壮。五八，肾气衰，发堕齿槁。六八，阳气衰竭于上，面焦，发鬓颁白。七八，肝气衰，筋不能动，天癸竭，精少，肾藏衰，形体皆极。八八，则齿发去。肾者主水，受五藏六府之精而藏之，故五藏盛，乃能泻。今五藏皆衰，筋骨解堕，天癸尽矣。故发鬓白，身体重，行步不正，而无子耳。

帝曰：有其年已老而有子者何也？岐伯曰：此其天寿过度，气脉常通，而肾气有余也。此虽有子，男不过尽八八，女不过尽七七，而天地之精气皆竭矣。

帝曰：夫道者年皆百数，能有子乎？岐伯曰：夫道者能却老而全形，身年虽寿，能生子也。

黄帝曰：余闻上古有真人者，提挈天地，把握阴阳，呼吸精气，独立守神，肌肉若一，故能寿敝天地，无有终时，此其道生。中古之时，有至人者，淳德全道，和于阴阳，调于四时，去世离俗，积精全神，游行天地之间，视听八达之外，此盖益其寿命而强者也，亦归于真人。其次有圣人者，处天地之和，从八风之理，适嗜欲于世俗之间，无恚嗔之心，行不欲离于世，被服章，举不欲观于俗，外不劳形于事，内无思想之患，以恬愉为务，以自得为功，形体不蔽，精神不散，亦可以百数。其次有贤人者，法则天地，象似日月，辨列星辰，逆从阴阳，分别四时，将从上古合同于道，亦可使益寿而有极时。

四气调神大论第二

　　春三月，此谓发陈，天地俱生，万物以荣，夜卧早起，广步于庭，被发缓形，以使志生，生而勿杀，予而勿夺，赏而勿罚。此春气之应，养生之道也。逆之则伤肝，夏为寒变，奉长者少。

　　夏三月，此谓蕃秀，天地气交，万物华实，夜卧早起，无厌于日，使志无怒，使华英成秀，使气得泄，若所爱在外。此夏气之应，养长之道也。逆之则伤心，秋为痎疟，奉收者少，冬至重病。

　　秋三月，此谓容平，天气以急，地气以明，早卧早起，与鸡俱兴，使志安宁，以缓秋刑，收敛神气，使秋气平，无外其志，使肺气清。此秋气之应，养收之道也。逆之则伤肺，冬为飧泄，奉藏者少。

　　冬三月，此谓闭藏，水冰地坼，无扰乎阳，早卧晚起，必待日光，使志若伏若匿，若有私意，若已有得，去寒就温，无泄皮肤，使气亟夺。此冬气之应，养藏之道也。逆之则伤肾，春为痿厥，奉生者少。

　　天气，清净光明者也，藏德不止，故不下也。天明则日月不明，邪害空窍，阳气者闭塞，地气者冒明，云雾不精，则上应白露不下。交通不表，万物命故不施，不施则名木多死。恶气不发，风雨不节，白露不下，则菀槁不荣。贼风数至，暴雨数起，天地四时不相保，与道相失，则未央绝灭。唯圣人从之，故身无奇病，万物不失，生气不竭。

　　逆春气，则少阳不生，肝气内变。逆夏气，则太阳不长，心气内洞。逆秋气，则太阴不收，肺气焦满。逆冬气，则少阴不藏，肾气独沉。

夫四时阴阳者，万物之根本也。所以圣人春夏养阳，秋冬养阴，以从其根，故与万物沉浮于生长之门。逆其根，则伐其本，坏其真矣。

故阴阳四时者，万物之终始也，死生之本也，逆之则灾害生，从之则苛疾不起，是谓得道。道者，圣人行之，愚者佩之。从阴阳则生，逆之则死，从之则治，逆之则乱。反顺为逆，是谓内格。

是故圣人不治已病治未病，不治已乱治未乱，此之谓也。夫病已成而后药之，乱已成而后治之，譬犹渴而穿井，斗而铸锥，不亦晚乎！

生气通天论第三

黄帝曰：夫自古通天者，生之本，本于阴阳。天地之间，六合之内，其气九州九窍、五藏、十二节，皆通乎天气。其生五，其气三，数犯此者，则邪气伤人，此寿命之本也。

苍天之气，清净则志意治，顺之则阳气固，虽有贼邪，弗能害也，此因时之序。故圣人传精神，服天气，而通神明。失之则内闭九窍，外壅肌肉，卫气散解，此谓自伤，气之削也。

阳气者若天与日，失其所则折寿而不彰，故天运当以日光明。是故阳因而上，卫外者也。因于寒，欲如运枢，起居如惊，神气乃浮。因于暑，汗，烦则喘喝，静则多言，体若燔炭，汗出而散。因于湿，首如裹，湿热不攘，大筋软短，小筋弛长，软短为拘，弛长为痿。因于气，为肿，四维相代，阳气乃竭。

阳气者，烦劳则张，精绝辟积，于夏使人煎厥。目盲不可以视，耳闭不可以听，溃溃乎若坏都，汩汩乎不可止。

阳气者，大怒则形气绝，而血菀于上，使人薄厥。有伤于筋，纵，其若不容，汗出偏沮，使人偏枯。汗出见湿，乃生痤疿。高粱之变，足生大丁，受如持虚。劳汗当风，寒薄为皶，郁乃痤。

阳气者，精则养神，柔则养筋。开阖不得，寒气从之，乃生大偻。陷脉为瘘，留连肉腠，俞气化薄，传为善畏，及为惊骇。营气不从，逆于肉理，乃生痈肿。魄汗未尽，形弱而气烁，穴俞以闭，发为风疟。故风者，百病之始也，清静则肉腠闭拒，虽有大风苛毒，弗之能害，此因时之序也。

故病久则传化，上下不并，良医弗为。故阳蓄积病死，而阳气当隔，隔者当泻，不亟正治，粗乃败之。

故阳气者，一日而主外，平旦人气生，日中而阳气隆，日西而阳气已虚，气门乃闭。是故暮而收拒，无扰筋骨，无见雾露，反此三时，形乃困薄。

岐伯曰：阴者，藏精而起亟也；阳者，卫外而为固也。阴不胜其阳，则脉流薄疾，并乃狂。阳不胜其阴，则五藏气争，九窍不通。是以圣人陈阴阳，筋脉和同，骨髓坚固，气血皆从。如是则内外调和，邪不能害，耳目聪明，气立如故。

风客淫气，精乃亡，邪伤肝也。因而饱食，筋脉横解，肠澼为痔。因而大饮，则气逆。因而强力，肾气乃伤，高骨乃坏。

凡阴阳之要，阳密乃固，两者不和，若春无秋，若冬无夏，因而和之，是谓圣度。故阳强不能密，阴气乃绝。阴平阳秘，精神乃治，阴阳离决，精气乃绝。

因于露风，乃生寒热。是以春伤于风，邪气留连，乃为洞泄。夏伤于暑，秋为痎疟。秋伤于湿，上逆而咳，发为痿厥。冬伤于寒，春必温病。四时之气，更伤五藏。

阴之所生，本在五味，阴之五宫，伤在五味。是故味过于酸，肝气以津，脾气乃绝；味过于咸，大骨气劳，短肌，心气抑；味过于甘，心气喘满，色黑，肾气不衡；味过于苦，脾气不濡，胃气乃厚；味过于辛，筋脉沮弛，精神乃央。是故谨和五味，骨正筋柔，气血以流，腠理以密，如是则骨气以精，谨道如法，长有天命。

金匮真言论第四

故春善病鼽衄，仲夏善病胸胁，长夏善病洞泄寒中，秋善病风疟，冬善病痹厥。故冬不按跷，春不鼽衄，春不病颈项，仲夏不病胸胁，长夏不病洞泄寒中，秋不病风疟，冬不病痹厥，飧泄而汗出也。

夫精者，身之本也。故藏于精者，春不病温。夏暑汗不出者，秋成风疟。此平人脉法也。

故曰：阴中有阴，阳中有阳。平旦至日中，天之阳，阳中之阳也；日中至黄昏，天之阳，阳中之阴也；合夜至鸡鸣，天之阴，阴中之阴也；鸡鸣至平旦，天之阴，阴中之阳也。故人亦应之。夫言人之阴阳，则外为阳，内为阴。言人身之阴阳，则背为阳，腹为阴。言人身之藏府中阴阳，则藏者为阴，府者为阳。肝、心、脾、肺、肾五藏皆为阴，胆、胃、大肠、小肠、膀胱、三焦六府皆为阳。

故背为阳，阳中之阳，心也；背为阳，阳中之阴，肺也；腹为阴，阴中之阴，肾也；腹为阴，阴中之阳，肝也；腹为阴，阴中之至阴，脾也。此皆阴阳表里内外雌雄相输应也，故以应天之阴阳也。

阴阳应象大论第五

黄帝曰：阴阳者，天地之道也，万物之纲纪，变化之父母，生杀之本始，神明之府也，治病必求于本。

故积阳为天，积阴为地。阴静阳躁，阳生阴长，阳杀阴藏。阳化气，阴成形。寒极生热，热极生寒。寒气生浊，热气生清。清气在下，则生飧泄；浊气在上，则生䐜胀。此阴阳反作，病之逆从也。

故清阳为天，浊阴为地；地气上为云，天气下为雨；雨出地气，云出天气。故清阳出上窍，浊阴出下窍；清阳发腠理，浊阴走五藏；清阳实四肢，浊阴归六府。

水为阴，火为阳，阳为气，阴为味。味归形，形归气，气归精，精归化，精食气，形食味，化生精，气生形。味伤形，气伤精，精化为气，气伤于味。

阴味出下窍，阳气出上窍。味厚者为阴，薄为阴之阳。气厚者为阳，薄为阳之阴。味厚则泄，薄则通。气薄则发泄，厚则发热。壮火之气衰，少火之气壮。壮火食气，气食少火。壮火散气，少火生气。气味辛甘发散为阳，酸苦涌泄为阴。

阴胜则阳病，阳胜则阴病。阳胜则热，阴胜则寒。重寒则热，重热则寒。寒伤形，热伤气。气伤痛，形伤肿。故先痛而后肿者，气伤形也；先肿而后痛者，形伤气也。

风胜则动，热胜则肿，燥胜则干，寒胜则浮，湿胜则濡泻。

天有四时五行，以生长收藏，以生寒暑燥湿风。人有五藏，化五气，以生喜怒悲忧恐。故喜怒伤气，寒暑伤形。暴怒伤阴，暴喜伤阳。厥气上行，满脉去形。喜怒不节，寒暑过度，生乃不固。故重阴必阳，重阳必阴。

故曰：冬伤于寒，春必温病；春伤于风，夏生飧泄；夏伤于暑，秋必痎疟；秋伤于湿，冬生咳嗽。

帝曰：余闻上古圣人，论理人形，列别藏府，端络经脉，会通六合，各从其经，气穴所发，各有处名，溪谷属骨，皆有所起，分部逆从，各有条理，四时阴阳，尽有经纪，外内之应，皆有表里，其信然乎？

岐伯对曰：东方生风，风生木，木生酸，酸生肝，肝生筋，筋生心，肝主目。其在天为玄，在人为道，在地为化。化生五味，道生智，玄生神。神在天为风，在地为木，在体为筋，在藏为肝，在色为苍，在音为角，在声为呼，在变动为握，在窍为目，在味为酸，在志为怒。怒伤肝，悲胜怒；风伤筋，燥胜风；酸伤筋，辛胜酸。

南方生热，热生火，火生苦，苦生心，心生血，血生脾，心主舌。其在天为热，在地为火，在体为脉，在藏为心，在色为赤，在音为徵，在声为笑，在变动为忧，在窍为舌，在味为苦，在志为喜。喜伤心，恐胜喜；热伤气，寒胜热；苦伤气，咸胜苦。

中央生湿，湿生土，土生甘，甘生脾，脾生肉，肉生肺，脾主口。其在天为湿，在地为土，在体为肉，在藏为脾，在色为黄，在音为宫，在声为歌，在变动为哕，在窍为口，在味为甘，在志为思。思伤脾，怒胜思；湿伤肉，风胜湿；甘伤肉，酸胜甘。

西方生燥，燥生金，金生辛，辛生肺，肺生皮毛，皮毛生肾，肺主鼻。其在天为燥，在地为金，在体为皮毛，在藏为肺，在色为白，在音为商，在声为哭，在变动为咳，在窍为鼻，在味为辛，在志为忧。忧伤肺，喜胜忧；热伤皮毛，寒胜热；辛伤皮毛，苦胜辛。

北方生寒，寒生水，水生咸，咸生肾，肾生骨髓，髓生肝，肾主耳。其在天为寒，在地为水，在体为骨，在藏为肾，在色为黑，在音为羽，在声为呻，在变动为栗，在窍为耳，在味为咸，在志为恐。恐伤肾，思胜恐；寒伤血，燥胜寒；咸伤血，甘胜咸。

故曰：天地者，万物之上下也；阴阳者，血气之男女也；左右者，阴阳之道路也；水火者，阴阳之征兆也；阴阳者，万物之能始也。故曰：阴在内，阳之守也；阳在外，阴之使也。

帝曰：法阴阳奈何？岐伯曰：阳胜则身热，腠理闭，喘粗为之俯仰，汗不出而热，齿干以烦冤，腹满死，能冬不能夏。阴胜则身寒汗出，身常清，数栗而寒，寒则厥，厥则腹满死，能夏不能冬。此阴阳更胜之变，病之形能也。

帝曰：调此二者奈何？岐伯曰：能知七损八益，则二者可调，不知用此，则早衰之节也。年四十，而阴气自半也，起居衰矣。年五十，体重，耳目不聪明矣。年六十，阴痿，气大衰，九窍不利，下虚上实，涕泣俱出矣。故曰：知之则强，不知则老，故同出而名异耳。智者察同，愚者察异。愚者不足，智者有余。有余则耳目聪明，身体轻强，老者复壮，壮者益治。是以圣人为无为之事，乐恬憺之能，从欲快志于虚无之守，故寿命无穷，与天地终，此圣人之治身也。

天不足西北，故西北方阴也，而人右耳目不如左明也。地不满东南，故东南方阳也，而人左手足不如右强也。帝曰：何以然？岐伯曰：东方阳也，阳者其精并于上，并于上则上明而下虚，故使耳目聪明而手足不便也。西方阴也，阴者其精并于下，并于下则下盛而上虚，故其耳目不聪明而手足便也。故俱感于邪，其在上则右甚，在下则左甚，此天地阴阳所不能全也，故邪居之。

故天有精，地有形，天有八纪，地有五里，故能为万物之父母。清阳上天，浊阴归地，是故天地之动静，神明为之纲纪，故能以生长收藏，终而复始。惟贤人上配天以养头，下象地以养足，中傍人事以养五藏。天气通于肺，地气通于嗌，风气通于肝，雷气通于心，谷气通于脾，雨气通于肾。六经为川，肠胃为海，九窍为水注之气。以天地为之阴阳，阳之汗以天地之雨名之，阳之气以天地之疾风名之。暴气象雷，逆气象阳。故治不法天之纪，不用地之理，则灾害至矣。

故邪风之至，疾如风雨，故善治者治皮毛，其次治肌肤，其次治筋脉，其次治六府，其次治五藏。治五藏者，半死半生也。故天之邪气，感则害人五藏；水谷之寒热，感则害于六府；地之湿气，感则害皮肉筋脉。

故善用针者，从阴引阳，从阳引阴，以右治左，以左治右，以我知彼，以表知里，以观过与不及之理，见微得过，用之不殆。

善诊者，察色按脉，先别阴阳；审清浊，而知部分；视喘息，听音声，而知所苦；观权衡规矩，而知病所主；按尺寸，观浮沉滑涩，而知病所生。以治无过，以诊则不失矣。

故曰：病之始起也，可刺而已；其盛，可待衰而已。故因其轻而扬之，因其重而减之，因其衰而彰之。形不足者，温之以气；精不足者，补之以味。其高者，因而越之；其下者，引而竭之；中满者，泻之于内；其有邪者，渍形以为汗；其在皮者，汗而发之；其慓悍者，按而收之；其实者，散而泻之。审其阴阳，以别柔刚，阳病治阴，阴病治阳，定其血气，各守其乡，血实宜决之，气虚宜掣引之。

阴阳离合论第六

阴阳者，数之可十，推之可百，数之可千，推之可万，万之大不可胜数，然其要一也。

三阳之离合也，太阳为开，阳明为阖，少阳为枢。

三阴之离合也，太阴为开，厥阴为阖，少阴为枢。

阴阳别论第七

二阳之病发心脾，有不得隐曲，女子不月；其传为风消，其传为息贲者，死不治。

灵兰秘典论第八

黄帝问曰：愿闻十二藏之相使，贵贱何如？岐伯对曰：悉乎哉问也，请遂言之。心者，君主之官也，神明出焉。肺者，相傅之官，治节出焉。肝者，将军之官，谋虑出焉。胆者，中正之官，决断出焉。膻中者，臣使之官，喜乐出焉。脾胃者，仓廪之官，五味出焉。大肠者，传道之官，变化出焉。小肠者，受盛之官，化物出焉。肾者，作强之官，伎巧出焉。三焦者，决渎之官，水道出焉。膀胱者，州都之官，津液藏焉，气化则能出矣。

凡此十二官者，不得相失也。故主明则下安，以此养生则寿，殁世不殆，以为天下则大昌。主不明则十二官危，使道闭塞而不通，形乃大伤，以此养生则殃，以为天下者，其宗大危，戒之戒之！

至道在微，变化无穷，孰知其原。窘乎哉，消者瞿瞿，孰知其要。闵闵之当，孰者为良。恍惚之数，生于毫厘，毫厘之数，起于度量，千之万之，可以益大，推之大之，其形乃制。

黄帝曰：善哉。余闻精光之道，大圣之业，而宣明大道，非斋戒择吉日，不敢受也。黄帝乃择吉日良兆，而藏灵兰之室，以传保焉。

六节藏象论第九

黄帝问曰：余闻天以六六之节，以成一岁，人以九九制会，计人亦有三百六十五节，以为天地，久矣。不知其所谓也？岐伯对曰：昭乎哉问也，请遂言之。夫六六之节，九九制会者，所以正天之度、气之数也。天度者，所以制日月之行也；气数者，所以纪化生之用也。

天为阳，地为阴；日为阳，月为阴。行有分纪，周有道理，日行一度，月行十三度而有奇焉，故大小月三百六十五日而成岁，积气余而盈闰矣。立端于始，表正于中，推余于终，而天度毕矣。

五日谓之候，三候谓之气，六气谓之时，四时谓之岁，而各从其主治焉。

春胜长夏，长夏胜冬，冬胜夏，夏胜秋，秋胜春，所谓得五行时之胜，各以气命其藏。

帝曰：善。余闻气合而有形，因变以正名。天地之运，阴阳之化，其于万物，孰少孰多，可得闻乎？

岐伯曰：悉哉问也。天至广不可度，地至大不可量，大神灵问，请陈其方。草生五色，五色之变，不可胜视。草生五味，五味之美，不可胜极。嗜欲不同，各有所通。

天食人以五气，地食人以五味。五气入鼻，藏于心肺，上使五色修明，音声能彰。五味入口，藏于肠胃，味有所藏，以养五气，气和而生，津液相成，神乃自生。

帝曰：藏象何如？岐伯曰：心者，生之本，神之变也，其华在面，其充在血脉，为阳中之太阳，通于夏气。肺者，气之本，魄之处也，其华在毛，其充在皮，为阳中之太阴，通于秋气。肾者，主蛰，封藏之本，精之处也，其华在发，其充在骨，为阴中之少阴，通于冬气。肝者，罢极之本，魂之居也，其华在爪，其充在筋，以生血气，其味酸，其色苍，此为阴中之少阳，通于春气。脾、胃、大肠、小肠、三焦、膀胱者，仓廪之本，营之居也，名曰器，能化糟粕，转味而入出者也，其华在唇四白，其充在肌，其味甘，其色黄，此至阴之类，通于土气。凡十一藏，取决于胆也。

五藏生成第十

心之合脉也，其荣色也，其主肾也。肺之合皮也，其荣毛也，其主心也。肝之合筋也，其荣爪也，其主肺也。脾之合肉也，其荣唇也，其主肝也。肾之合骨也，其荣发也，其主脾也。

是故多食咸，则脉凝泣而变色；多食苦，则皮槁而毛拔；多食辛，则筋急而爪枯；多食酸，则肉胝䐃而唇揭；多食甘，则骨痛而发落，此五味之所伤也。故心欲苦，肺欲辛，肝欲酸，脾欲甘，肾欲咸，此五味之所合也。

五藏之气，故色见青如草兹者死，黄如枳实者死，黑如炲者死，赤如衃血者死，白如枯骨者死。此五色之见死也。青如翠羽者生，赤如鸡冠者生，黄如蟹腹者生，白如豕膏者生，黑如乌羽者生。此五色之见生也。生于心，如以缟裹朱；生于肺，如以缟裹红；生于肝，如以缟裹绀；生于脾，如以缟裹栝楼实；生于肾，如以缟裹紫。此五藏所生之外荣也。

诸脉者皆属于目，诸髓者皆属于脑，诸筋者皆属于节，诸血者皆属于心，诸气者皆属于肺。此四肢八溪之朝夕也。

故人卧血归于肝，肝受血而能视，足受血而能步，掌受血而能握，指受血而能摄。卧出而风吹之，血凝于肤者为痹，凝于脉者为泣，凝于足者为厥。此三者，血行而不得反其空，故为痹厥也。

夫脉之小大滑涩浮沉，可以指别；五藏之象，可以类推；五藏相音，可以意识；五色微诊，可以目察。能合脉色，可以万全。

五藏别论第十一

黄帝问曰：余闻方士，或以脑髓为藏，或以肠胃为藏，或以为府，敢问更相反，皆自谓是，不知其道，愿闻其说。

岐伯对曰：脑、髓、骨、脉、胆、女子胞，此六者地气之所生也，皆藏于阴而象于地，故藏而不泻，名曰奇恒之府。夫胃、大肠、小肠、三焦、膀胱，此五者，天气之所生也，其气象天，故泻而不藏，此受五藏浊气，名曰传化之府，此不能久留输泻者也。魄门亦为五藏使，水谷不得久藏。所谓五藏者，藏精气而不泻也，故满而不能实。六府者，传化物而不藏，故实而不能满也。所以然者，水谷入口，则胃实而肠虚，食下则肠实而胃虚。故曰实而不满，满而不实也。

帝曰：气口何以独为五藏主？岐伯曰：胃者，水谷之海，六府之大源也。五味入口，藏于胃，以养五藏气，气口亦太阴也。是以五藏六府之气味，皆出于胃，变见于气口。故五气入鼻，藏于心肺，心肺有病，而鼻为之不利也。

凡治病必察其下，适其脉，观其志意，与其病也。拘于鬼神者，不可与言至德。恶于针石者，不可与言至巧。

病不许治者，病必不治，治之无功矣。

异法方宜论第十二

黄帝问曰：医之治病也，一病而治各不同，皆愈，何也？

岐伯对曰：地势使然也。故东方之域，天地之所始生也，鱼盐之地，海滨傍水，其民食鱼而嗜咸，皆安其处，美其食，鱼者使人热中，盐者胜血，故其民皆黑色疏理，其病皆为痈疡，其治宜砭石。故砭石者，亦从东方来。

西方者，金玉之域，沙石之处，天地之所收引也，其民陵居而多风，水土刚强，其民不衣而褐荐，其民华食而脂肥，故邪不能伤其形体，其病生于内，其治宜毒药。故毒药者，亦从西方来。

北方者，天地所闭藏之域也，其地高陵居，风寒冰冽，其民乐野处而乳食，藏寒生满病，其治宜灸焫。故灸焫者，亦从北方来。

南方者，天地所长养，阳之所盛处也，其地下，水土弱，雾露之所聚也，其民嗜酸而食胕。故其民皆致理而赤色，其病挛痹，其治宜微针。故九针者，亦从南方来。

中央者，其地平以湿，天地所以生万物也众，其民食杂而不劳，故其病多痿厥寒热，其治宜导引按蹻。故导引按蹻者，亦从中央出也。

故圣人杂合以治，各得其所宜，故治所以异而病皆愈者，得病之情，知治之大体也。

移精变气论第十三

黄帝问曰：余闻古之治病，惟其移精变气，可祝由而已。今世治病，毒药治其内，针石治其外，或愈或不愈，何也？

岐伯对曰：往古人居禽兽之间，动作以避寒，阴居以避暑，内无眷慕之累，外无伸宦之形，此恬憺之世，邪不能深入也。故毒药不能治其内，针石不能治其外，故可移精祝由而已。当今之世不然，忧患缘其内，苦形伤其外，又失四时之从，逆寒暑之宜，贼风数至，虚邪朝夕，内至五藏骨髓，外伤空窍肌肤，所以小病必甚，大病必死，故祝由不能已也。

上古使僦贷季，理色脉而通神明，合之金木水火土，四时八风六合，不离其常，变化相移，以观其妙，以知其要，欲知其要，则色脉是矣。

汤液醪醴论第十四

帝曰：上古圣人作汤液醪醴，为而不用何也？岐伯曰：自古圣人之作汤液醪醴者，以为备耳，夫上古作汤液，故为而弗服也。中古之世，道德稍衰，邪气时至，服之万全。

帝曰：今之世不必已，何也？岐伯曰：当今之世，必齐毒药攻其中，镵石针艾治其外也。

帝曰：形弊血尽而功不立者何？岐伯曰：神不使也。帝曰：何谓神不使？岐伯曰：针石，道也。精神不进，志意不治，故病不可愈。今精坏神去，荣卫不可复收。何者？嗜欲无穷，而忧患不止，精气弛坏，营泣卫除，故神去之而病不愈也。

帝曰：夫病之始生也，极微极精，必先入结于皮肤。今良工皆称曰：病成名曰逆，则针石不能治，良药不能及也。今良工皆得其法，守其数，亲戚兄弟远近音声日闻于耳，五色日见于目，而病不愈者，亦何暇不早乎？岐伯曰：病为本，工为标，标本不得，邪气不服，此之谓也。

帝曰：其有不从毫毛而生，五藏阳以竭也，津液充郭，其魄独居，精孤于内，气耗于外，形不可与衣相保，此四极急而动中，是气拒于内，而形施于外，治之奈何？岐伯曰：平治于权衡，去菀陈莝，微动四极，温衣，缪刺其处，以复其形。开鬼门，洁净府，精以时服，五阳已布，疏涤五藏，故精自生，形自盛，骨肉相保，巨气乃平。帝曰：善。

玉版论要第十五

揆度者，度病之浅深也。奇恒者，言奇病也。请言道之至数，五色脉变，揆度奇恒，道在于一。神转不回，回则不转，乃失其机。至数之要，迫近以微，著之玉版，命曰合玉机。

脉要精微论第十七

黄帝问曰：诊法何如？岐伯对曰：诊法常以平旦，阴气未动，阳气未散，饮食未进，经脉未盛，络脉调匀，气血未乱，故乃可诊有过之脉。

切脉动静而视精明，察五色，观五藏有余不足，六府强弱，形之盛衰，以此参伍，决死生之分。

夫脉者，血之府也，长则气治，短则气病，数则烦心，大则病进，上盛则气高，下盛则气胀，代则气衰，细则气少，涩则心痛，浑浑革至如涌泉，病进而色弊，绵绵其去如弦绝，死。

夫精明五色者，气之华也。赤欲如白裹朱，不欲如赭；白欲如鹅羽，不欲如盐；青欲如苍璧之泽，不欲如蓝；黄欲如罗裹雄黄，不欲如黄土；黑欲如重漆色，不欲如地苍。五色精微象见矣，其寿不久也。夫精明者，所以视万物，别白黑，审短长。以长为短，以白为黑，如是则精衰矣。

五藏者，中之守也。中盛藏满，气胜伤恐者，声如从室中言，是中气之湿也。言而微，终日乃复言者，此夺气也。衣被不敛，言语善恶，不避亲疏者，此神明之乱也。仓廪不藏者，是门户不要也。水泉不止者，是膀胱不藏也。得守者生，失守者死。

夫五藏者，身之强也。头者精明之府，头倾视深，精神将夺矣。背者胸中之府，背曲肩随，府将坏矣。腰者肾之府，转摇不能，肾将惫矣。膝者筋之府，屈伸不能，行则偻附，筋将惫矣。骨者髓之府，不能久立，行则振掉，骨将惫矣。得强则生，失强则死。

万物之外，六合之内，天地之变，阴阳之应。彼春之暖，为夏之暑；彼秋之忿，为冬之怒。四变之动，脉与之上下，以春应中规，夏应中矩，秋应中衡，冬应中权。是故冬至四十五日，阳气微上，阴气微下；夏至四十五日，阴气微上，阳气微下。

是故持脉有道，虚静为保。春日浮，如鱼之游在波；夏日在肤，泛泛乎万物有余；秋日下肤，蛰虫将去；冬日在骨，蛰虫周密，君子居室。故曰：知内者按而纪之，知外者终而始之。

尺内两傍，则季胁也，尺外以候肾，尺里以候腹。中附上，左外以候肝，内以候膈；右外以候胃，内以候脾。上附上，右外以候肺，内以候胸中；左外以候心，内以候膻中。前以候前，后以候后。上竟上者，胸喉中事也；下竟下者，少腹腰股膝胫足中事也。

平人气象论第十八

黄帝问曰：平人何如？岐伯对曰：人一呼脉再动，一吸脉亦再动，呼吸定息脉五动，闰以太息，命曰平人。平人者，不病也。常以不病调病人，医不病，故为病人平息以调之为法。

平人之常气禀于胃，胃者，平人之常气也。人无胃气曰逆，逆者死。

胃之大络，名曰虚里，贯膈络肺，出于左乳下，其动应衣，脉宗气也。盛喘数绝者，则病在中；结而横，有积矣；绝不至曰死。乳之下其动应衣，宗气泄也。

人以水谷为本，故人绝水谷则死，脉无胃气亦死。所谓无胃气者，但得真藏脉不得胃气也。所谓脉不得胃气者，肝不弦肾不石也。

玉机真藏论第十九

岐伯曰：脾脉者土也，孤藏以灌四傍者也。

帝曰：然则脾善恶，可得见之乎？岐伯曰：善者不可得见，恶者可见。

五藏受气于其所生，传之于其所胜，气舍于其所生，死于其所不胜。

五藏相通，移皆有次，五藏有病，则各传其所胜。不治，法三月若六月，若三日若六日，传五藏而当死，是顺传所胜之次。故曰：别于阳者，知病从来；别于阴者，知死生之期。言知至其所困而死。

是故风者百病之长也。

然其卒发者，不必治于传，或其传化有不以次，不以次入者，忧恐悲喜怒，令不得以其次，故令人有大病矣。

五藏者皆禀气于胃，胃者五藏之本也。

黄帝曰：凡治病，察其形气色泽，脉之盛衰，病之新故，乃治之无后其时。形气相得，谓之可治；色泽以浮，谓之易已；脉从四时，谓之可治；脉弱以滑，是有胃气，命曰易治，取之以时。形气相失，谓之难治；色夭不泽，谓之难已；脉实以坚，谓之益甚；脉逆四时，为不可治。必察四难，而明告之。

黄帝曰：余闻虚实以决死生，愿闻其情。岐伯曰：五实死，五虚死。帝曰：愿闻五实五虚。岐伯曰：脉盛，皮热，腹胀，前后不通，闷瞀，此谓五实。脉细，皮寒，气少，泄利前后，饮食不入，此谓五虚。帝曰：其时有生者何也？岐伯曰：浆粥入胃，泄注止，则虚者活；身汗得后利，则实者活。此其候也。

三部九候论第二十

岐伯曰：天地之至数，始于一，终于九焉。一者天，二者地，三者人，因而三之，三三者九，以应九野。故人有三部，部有三候，以决死生，以处百病，以调虚实，而除邪疾。

帝曰：何谓三部？岐伯曰：有下部，有中部，有上部，部各有三候，三候者，有天有地有人也，必指而导之，乃以为真。上部天，两额之动脉；上部地，两颊之动脉；上部人，耳前之动脉。中部天，手太阴也；中部地，手阳明也；中部人，手少阴也。下部天，足厥阴也；下部地，足少阴也；下部人，足太阴也。故下部之天以候肝，地以候肾，人以候脾胃之气。

经脉别论第二十一

黄帝问曰：人之居处动静勇怯，脉亦为之变乎？岐伯对曰：凡人之惊恐恚劳动静，皆为变也。是以夜行则喘出于肾，淫气病肺。有所堕恐，喘出于肝，淫气害脾。有所惊恐，喘出于肺，淫气伤心。度水跌仆，喘出于肾与骨，当是之时，勇者气行则已，怯者则着而为病也。故曰：诊病之道，观人勇怯骨肉皮肤，能知其情，以为诊法也。

故饮食饱甚，汗出于胃。惊而夺精，汗出于心。持重远行，汗出于肾。疾走恐惧，汗出于肝。摇体劳苦，汗出于脾。故春秋冬夏，四时阴阳，生病起于过用，此为常也。

食气入胃，散精于肝，淫气于筋。食气入胃，浊气归心，淫精于脉。脉气流经，经气归于肺，肺朝百脉，输精于皮毛。毛脉合精，行气于府，府精神明，留于四藏，气归于权衡。权衡以平，气口成寸，以决死生。

饮入于胃，游溢精气，上输于脾。脾气散精，上归于肺，通调水道，下输膀胱。水精四布，五经并行，合于四时五藏阴阳，揆度以为常也。

藏气法时论第二十二

肝苦急，急食甘以缓之。

心苦缓，急食酸以收之。

脾苦湿，急食苦以燥之。

肺苦气上逆，急食苦以泄之。

肾苦燥，急食辛以润之，开腠理，致津液，通气也。

肝欲散，急食辛以散之，用辛补之，酸泻之。

心欲软，急食咸以软之，用咸补之，甘泻之。

脾欲缓，急食甘以缓之，用苦泻之，甘补之。

肺欲收，急食酸以收之，用酸补之，辛泻之。

肾欲坚，急食苦以坚之，用苦补之，咸泻之。

毒药攻邪，五谷为养，五果为助，五畜为益，五菜为充，气味合而服之，以补精益气。

宣明五气第二十三

五味所入：酸入肝，辛入肺，苦入心，咸入肾，甘入脾。是谓五入。

五精所并：精气并于心则喜，并于肺则悲，并于肝则忧，并于脾则畏，并于肾则恐。是谓五并，虚而相并者也。

五藏所恶：心恶热，肺恶寒，肝恶风，脾恶湿，肾恶燥。是谓五恶。

五藏化液：心为汗，肺为涕，肝为泪，脾为涎，肾为唾。是谓五液。

五味所禁：辛走气，气病无多食辛；咸走血，血病无多食咸；苦走骨，骨病无多食苦；甘走肉，肉病无多食甘；酸走筋，筋病无多食酸。是谓五禁，无令多食。

五藏所藏：心藏神，肺藏魄，肝藏魂，脾藏意，肾藏志。是谓五藏所藏。

五藏所主：心主脉，肺主皮，肝主筋，脾主肉，肾主骨。是谓五主。

五劳所伤：久视伤血，久卧伤气，久坐伤肉，久立伤骨，久行伤筋。是谓五劳所伤。

五脉应象：肝脉弦，心脉钩，脾脉代，肺脉毛，肾脉石。是谓五藏之脉。

宝命全形论第二十五

天覆地载，万物悉备，莫贵于人，人以天地之气生，四时之法成。

夫人生于地，悬命于天，天地合气，命之曰人。人能应四时者，天地为之父母；知万物者，谓之天子。天有阴阳，人有十二节；天有寒暑，人有虚实。

木得金而伐，火得水而灭，土得木而达，金得火而缺，水得土而绝，万物尽然，不可胜竭。故针有悬布天下者五，黔首共余食，莫知之也。一曰治神，二曰知养身，三曰知毒药为真，四曰制砭石小大，五曰知府藏血气之诊。

八正神明论第二十六

凡刺之法，必候日月星辰，四时八正之气，气定乃刺之。是故天温日明，则人血淖液而卫气浮，故血易泻，气易行；天寒日阴，则人血凝泣而卫气沉。月始生，则血气始精，卫气始行；月郭满，则血气实，肌肉坚；月郭空，则肌肉减，经络虚，卫气去，形独居。是以因天时而调血气也。是以天寒无刺，天温无疑。月生无泻，月满无补，月郭空无治，是谓得时而调之。

上工救其萌芽，必先见三部九候之气，尽调不败而救之，故曰上工。下工救其已成，救其已败。救其已成者，言不知三部九候之相失，因病而败之也。

故养神者，必知形之肥瘦，荣卫血气之盛衰。血气者，人之神，不可不谨养。

请言形，形乎形，目冥冥，问其所病，索之于经，慧然在前，按之不得，不知其情，故曰形。

请言神，神乎神，耳不闻，目明心开而志先，慧然独悟，口弗能言，俱视独见，适若昏，昭然独明，若风吹云，故曰神。

通评虚实论第二十八

邪气盛则实，精气夺则虚。

太阴阳明论第二十九

黄帝问曰：太阴阳明为表里，脾胃脉也，生病而异者何也？岐伯对曰：阴阳异位，更虚更实，更逆更从，或从内，或从外，所从不同，故病异名也。

帝曰：愿闻其异状也。岐伯曰：阳者，天气也，主外；阴者，地气也，主内。故阳道实，阴道虚。故犯贼风虚邪者，阳受之；食饮不节、起居不时者，阴受之。阳受之则入六府，阴受之则入五藏。入六府则身热不时卧，上为喘呼；入五藏则满闭塞，下为飧泄，久为肠澼。故喉主天气，咽主地气。故阳受风气，阴受湿气。故阴气从足上行至头，而下行循臂至指端；阳气从手上行至头，而下行至足。故曰阳病者上行极而下，阴病者下行极而上。故伤于风者，上先受之；伤于湿者，下先受之。

帝曰：脾病而四肢不用何也？岐伯曰：四肢皆禀气于胃，而不得至经，必因于脾，乃得禀也。今脾病不能为胃行其津液，四肢不得禀水谷气，气日以衰，脉道不利，筋骨肌肉，皆无气以生，故不用焉。

帝曰：脾不主时何也？岐伯曰：脾者土也，治中央，常以四时长四藏，各十八日寄治，不得独主于时也。脾藏者常著胃土之精也，土者生万物而法天地，故上下至头足，不得主时也。

帝曰：脾与胃以膜相连耳，而能为之行其津液何也？岐伯曰：足太阴者三阴也，其脉贯胃属脾络嗌，故太阴为之行气于三阴。阳明者表也，五藏六府之海也，亦为之行气于三阳。藏府各因其经而受气于阳明，故为胃行其津液，四肢不得禀水谷气，日以益衰，阴道不利，筋骨肌肉无气以生，故不用焉。

阳明脉解第三十

帝曰：善。病甚则弃衣而走，登高而歌，或至不食数日，逾垣上屋，所上之处，皆非其素所能也，病反能者何也？岐伯曰：四肢者，诸阳之本也，阳盛则四肢实，实则能登高也。

帝曰：其弃衣而走者何也？岐伯曰：热盛于身，故弃衣欲走也。

帝曰：其妄言骂詈，不避亲疏而歌者何也？岐伯曰：阳盛则使人妄言骂詈，不避亲疏而不欲食，不欲食故妄走也。

热论第三十一

黄帝问曰：今夫热病者，皆伤寒之类也，或愈或死。其死皆以六七日之间，其愈皆以十日以上者何也？不知其解，愿闻其故。岐伯对曰：巨阳者，诸阳之属也，其脉连于风府，故为诸阳主气也。人之伤于寒也，则为病热，热虽甚不死；其两感于寒而病者，必不免于死。

帝曰：愿闻其状。岐伯曰：伤寒一日，巨阳受之，故头项痛、腰脊强。二日阳明受之，阳明主肉，其脉挟鼻络于目，故身热目疼而鼻干，不得卧也。三日少阳受之，少阳主胆，其脉循胁络于耳，故胸胁痛而耳聋。三阳经络皆受其病，而未入于藏者，故可汗而已。四日太阴受之，太阴脉布胃中络于嗌，故腹满而嗌干。五日少阴受之，少阴脉贯肾络于肺，系舌本，故口燥舌干而渴。六日厥阴受之，厥阴脉循阴器而络于肝，故烦满而囊缩。三阴三阳，五藏六府皆受病，荣卫不行，五藏不通，则死矣。

其不两感于寒者，七日巨阳病衰，头痛少愈；八日阳明病衰，身热少愈；九日少阳病衰，耳聋微闻；十日太阴病衰，腹减如故，则思饮食；十一日少阴病衰，渴止不满，舌干已而嚏；十二日厥阴病衰，囊纵少腹微下，大气皆去，病日已矣。

帝曰：治之奈何？岐伯曰：治之各通其藏脉，病日衰已矣。其未满三日者，可汗而已；其满三日者，可泄而已。

帝曰：热病已愈，时有所遗者何也？岐伯曰：诸遗者，热甚而强食之，故有所遗也。若此者，皆病已衰而热有所藏，因其谷气相薄，两热相合，故有所遗也。

帝曰：善。治遗奈何？岐伯曰：视其虚实，调其逆从，可使必已矣。

帝曰：病热当何禁之？岐伯曰：病热少愈，食肉则复，多食则遗，此其禁也。

凡病伤寒而成温者，先夏至日者为病温，后夏至日者为病暑，暑当与汗皆出，勿止。

评热病论第三十三

黄帝问曰：有病温者，汗出辄复热，而脉躁疾不为汗衰，狂言不能食，病名为何？岐伯对曰：病名阴阳交，交者死也。

邪之所凑，其气必虚，阴虚者阳必凑之。

逆调论第三十四

荣气虚则不仁，卫气虚则不用，荣卫俱虚，则不仁且不用。

胃不和则卧不安。

肾者水藏，主津液，主卧与喘也。

咳论第三十八

黄帝问曰：肺之令人咳何也？岐伯对曰：五藏六府皆令人咳，非独肺也。帝曰：愿闻其状。岐伯曰：皮毛者，肺之合也，皮毛先受邪气，邪气以从其合也。其寒饮食入胃，从肺脉上至于肺则肺寒，肺寒则外内合邪因而客之，则为肺咳。五藏各以其时受病，非其时各传以与之。

人与天地相参，故五藏各以治时，感于寒则受病，微则为咳，甚者为泄为痛。乘秋则肺先受邪，乘春则肝先受之，乘夏则心先受之，乘至阴则脾先受之，乘冬则肾先受之。

帝曰：何以异之？岐伯曰：肺咳之状，咳而喘息有音，甚则唾血。心咳之状，咳则心痛，喉中介介如梗状，甚则咽肿喉痹。肝咳之状，咳则两胁下痛，甚则不可以转，转则两胠下满。脾咳之状，咳则右胁下痛，阴阴引肩背，甚则不可以动，动则咳剧。肾咳之状，咳则腰背相引而痛，甚则咳涎。

帝曰：六府之咳奈何？安所受病？岐伯曰：五藏之久咳，乃移于六府。脾咳不已，则胃受之，胃咳之状，咳而呕，呕甚则长虫出。肝咳不已，则胆受之，胆咳之状，咳呕胆汁。肺咳不已，则大肠受之，大肠咳状，咳而遗失。心咳不已，则小肠受之，小肠咳状，咳而失气，气与咳俱失。肾咳不已，则膀胱受之，膀胱咳状，咳而遗溺。久咳不已，则三焦受之，三焦咳状，咳而腹满，不欲食饮。此皆聚于胃，关于肺，使人多涕唾而面浮肿气逆也。

帝曰：治之奈何？岐伯曰：治藏者治其俞，治府者治其合，浮肿者治其经。帝曰：善。

举痛论第三十九

善言天者，必有验于人；善言古者，必有合于今；善言人者，必有厌于己。如此，则道不惑而要数极，所谓明也。

帝曰：愿闻人之五藏卒痛，何气使然？岐伯对曰：经脉流行不止，环周不休，寒气入经而稽迟，泣而不行，客于脉外则血少，客于脉中则气不通，故卒然而痛。

岐伯曰：寒气客于脉外则脉寒，脉寒则缩蜷，缩蜷则脉绌急，绌急则外引小络，故卒然而痛，得炅则痛立止，因重中于寒，则痛久矣。

帝曰：所谓言而可知者也，视而可见奈何？岐伯曰：五藏六府固尽有部，视其五色，黄赤为热，白为寒，青黑为痛，此所谓视而可见者也。

帝曰：扪而可得，奈何？岐伯曰：视其主病之脉，坚而血及陷下者，皆可扪而得也。

帝曰：善。余知百病生于气也。怒则气上，喜则气缓，悲则气消，恐则气下，寒则气收，炅则气泄，惊则气乱，劳则气耗，思则气结。九气不同，何病之生？

岐伯曰：怒则气逆，甚则呕血及飧泄，故气上矣。喜则气和志达，荣卫通利，故气缓矣。悲则心系急，肺布叶举，而上焦不通，荣卫不散，热气在中，故气消矣。恐则精却，却则上焦闭，闭则气还，还则下焦胀，故气不行矣。寒则腠理闭，气不行，故气收矣。炅则腠理开，荣卫通，汗大泄，故气泄。惊则心无所倚，神无所归，虑无所定，故气乱矣。劳则喘息汗出，外内皆越，故气耗矣。思则心有所存，神有所归，正气留而不行，故气结矣。

痹论第四十三

黄帝问曰：痹之安生？岐伯对曰：风寒湿三气杂至，合而为痹也。其风气胜者为行痹，寒气胜者为痛痹，湿气胜者为着痹也。

帝曰：其有五者何也？岐伯曰：以冬遇此者为骨痹，以春遇此者为筋痹，以夏遇此者为脉痹，以至阴遇此者为肌痹，以秋遇此者为皮痹。

帝曰：内舍五藏六府，何气使然？岐伯曰：五藏皆有合，病久而不去者，内舍于其合也。故骨痹不已，复感于邪，内舍于肾；筋痹不已，复感于邪，内舍于肝；脉痹不已，复感于邪，内舍于心；肌痹不已，复感于邪，内舍于脾；皮痹不已，复感于邪，内舍于肺。所谓痹者，各以其时重感于风寒湿之气也。

阴气者，静则神藏，躁则消亡。饮食自倍，肠胃乃伤。

帝曰：荣卫之气亦令人痹乎？岐伯曰：荣者，水谷之精气也，和调于五藏，洒陈于六府，乃能入于脉也。故循脉上下，贯五藏，络六府也。卫者，水谷之悍气也，其气慓疾滑利，不能入于脉也，故循皮肤之中、分肉之间，熏于肓膜，散于胸腹，逆其气则病，从其气则愈，不与风寒湿气合，故不为痹。

痿论第四十四

黄帝问曰：五藏使人痿何也？岐伯对曰：肺主身之皮毛，心主身之血脉，肝主身之筋膜，脾主身之肌肉，肾主身之骨髓。故肺热叶焦，则皮毛虚弱急薄著，则生痿躄也。心气热，则下脉厥而上，上则下脉虚，虚则生脉痿，枢折挈，胫纵而不任地也；肝气热，则胆泄口苦筋膜干，筋膜干则筋急而挛，发为筋痿；脾气热，则胃干而渴，肌肉不仁，发为肉痿；肾气热，则腰脊不举，骨枯而髓减，发为骨痿。

肺者，藏之长也，为心之盖也。

帝曰：如夫子言可矣，论言治痿者独取阳明，何也？岐伯曰：阳明者，五藏六府之海，主润宗筋，宗筋主束骨而利机关也。冲脉者，经脉之海也，主渗灌溪谷，与阳明合于宗筋，阴阳揔宗筋之会，会于气街，而阳明为之长，皆属于带脉，而络于督脉。故阳明虚则宗筋纵，带脉不引，故足痿不用也。

帝曰：治之奈何？岐伯曰：各补其荥而通其俞，调其虚实，和其逆顺，筋脉骨肉，各以其时受月，则病已矣。

厥论第四十五

黄帝问曰：厥之寒热者何也？岐伯对曰：阳气衰于

下，则为寒厥；阴气衰于下，则为热厥。

奇病论第四十七

黄帝问曰：人有重身，九月而喑，此为何也？岐伯对曰：胞之络脉绝也。

帝曰：有病口甘者，病名为何？何以得之？岐伯曰：此五气之溢也，名曰脾瘅。夫五味入口，藏于胃，脾为之行其精气，津液在脾，故令人口甘也，此肥美之所发也，此人必数食甘美而多肥也，肥者令人内热，甘者令人中满，故其气上溢，转为消渴。治之以兰，除陈气也。

刺禁论第五十二

藏有要害，不可不察。肝生于左，肺藏于右，心部于表，肾治于里，脾为之使，胃为之市。膈肓之上，中有父母，七节之傍，中有小心，从之有福，逆之有咎。

皮部论第五十六

皮者脉之部也，邪客于皮则腠理开，开则邪入客于络脉，络脉满则注于经脉，经脉满则入舍于府藏也。故皮者有分部，不与而生大病也。

水热穴论第六十一

黄帝问曰：少阴何以主肾？肾何以主水？岐伯对曰：肾者至阴也，至阴者盛水也，肺者太阴也，少阴者冬脉也，故其本在肾，其末在肺，皆积水也。

帝曰：肾何以能聚水而生病？岐伯曰：肾者胃之关

也，关门不利，故聚水而从其类也。上下溢于皮肤，故为胕肿。胕肿者，聚水而生病也。

调经论第六十二

夫心藏神，肺藏气，肝藏血，脾藏肉，肾藏志，而此成形。志意通，内连骨髓，而成身形五藏。五藏之道，皆出于经隧，以行血气，血气不和，百病乃变化而生，是故守经隧焉。

神有余则笑不休，神不足则悲。

气有余则喘咳上气，不足则息利少气。

血有余则怒，不足则恐。

形有余则腹胀、泾溲不利，不足则四肢不用。

志有余则腹胀飧泄，不足则厥。

人之所有者，血与气耳。

血之与气并走于上，则为大厥，厥则暴死，气复反则生，不反则死。

夫阴与阳，皆有俞会，阳注于阴，阴满之外，阴阳匀平，以充其形，九候若一，命曰平人。夫邪之生也，或生于阴，或生于阳。其生于阳者，得之风雨寒暑。其生于阴者，得之饮食居处，阴阳喜怒。

阳虚则外寒，阴虚则内热，阳盛则外热，阴盛则内寒。

天元纪大论第六十六

天有五行御五位，以生寒暑燥湿风；人有五藏化五气，以生喜怒思忧恐。

夫五运阴阳者，天地之道也，万物之纲纪，变化之父母，生杀之本始，神明之府也，可不通乎！故物生谓之化，物极谓之变，阴阳不测谓之神，神用无方谓之圣。

然天地者，万物之上下也；左右者，阴阳之道路也；水火者，阴阳之征兆也；金木者，生成之终始也。气有多少，形有盛衰，上下相召而损益彰矣。

太虚寥廓，肇基化元，万物资始，五运终天，布气真灵，揔统坤元，九星悬朗，七曜周旋，曰阴曰阳，曰柔曰刚，幽显既位，寒暑弛张，生生化化，品物咸章。

寒暑燥湿风火，天之阴阳也，三阴三阳上奉之。木火土金水，地之阴阳也，生长化收藏下应之。天以阳生阴长，地以阳杀阴藏。天有阴阳，地亦有阴阳。

五运行大论第六十七

夫阴阳者，数之可十，推之可百，数之可千，推之可万。天地阴阳者，不以数推以象之谓也。

夫候之所始，道之所生，不可不通也。

夫变化之用，天垂象，地成形，七曜纬虚，五行丽地。地者，所以载生成之形类也。虚者，所以列应天之精气也。形精之动，犹根本之与枝叶也，仰观其象，虽远可知也。

帝曰：地之为下否乎？岐伯曰：地为人之下，太虚之中者也。帝曰：凭乎？岐伯曰：大气举之也。

六微旨大论第六十八

帝曰：其有至而至，有至而不至，有至而太过，何也？岐伯曰：至而至者和；至而不至，来气不及也；未至而至，来气有余也。

亢则害，承乃制，制则生化，外列盛衰，害则败乱，生化大病。

上下之位，气交之中，人之居也。

帝曰：其升降何如？岐伯曰：气之升降，天地之更用也。帝曰：愿闻其用何如？岐伯曰：升已而降，降者谓天；降已而升，升者谓地。天气下降，气流于地；地气上升，气腾于天。故高下相召，升降相因，而变作矣。

夫物之生从于化，物之极由乎变，变化之相薄，成败之所由也。

成败倚伏生乎动，动而不已，则变作矣。

出入废则神机化灭，升降息则气立孤危。故非出入则无以生长壮老已，非升降则无以生长化收藏。是以升降出入，无器不有。故器者生化之宇，器散则分之，生化息矣。故无不出入，无不升降。化有小大，期有近远，四者之有，而贵常守，反常则灾害至矣。

气交变大论第六十九

夫道者，上知天文，下知地理，中知人事，可以长久。此之谓也。

善言天者，必应于人，善言古者，必验于今，善言气者，必彰于物，善言应者，同天地之化，善言化言变者，通神明之理，非夫子孰能言至道欤！

五常政大论第七十

发生之纪，是谓启陈，土疏泄，苍气达，阳和布化，阴气乃随，生气淳化，万物以荣。

帝曰：善。一州之气，生化寿夭不同，其故何也？岐伯曰：高下之理，地势使然也。崇高则阴气治之，污下则阳气治之，阳胜者先天，阴胜者后天，此地理之常，生化之道也。帝曰：其有寿夭乎？岐伯曰：高者其气寿，下者其气夭，地之小大异也，小者小异，大者大异。故治病者，必明天道地理，阴阳更胜，气之先后，人之寿夭，生化之期，乃可以知人之形气矣。

根于中者，命曰神机，神去则机息。根于外者，命曰气立，气止则化绝。故各有制，各有胜，各有生，各有成。故曰：不知年之所加，气之同异，不足以言生化。此之谓也。

气始而生化，气散而有形，气布而蕃育，气终而象变，其致一也。

帝曰：有毒无毒，服有约乎？岐伯曰：病有久新，方有大小，有毒无毒，固宜常制矣。大毒治病，十去其六，常毒治病，十去其七，小毒治病，十去其八，无毒治病，十去其九，谷肉果菜，食养尽之，无使过之，伤其正也。不尽，行复如法，必先岁气，无伐天和，无盛盛，无虚虚，而遗人夭殃，无致邪，无失正，绝人长命。

六元正纪大论第七十一

用寒远寒，用凉远凉，用温远温，用热远热，食宜同法。

发表不远热，攻里不远寒。

黄帝问曰：妇人重身，毒之何如？岐伯曰：有故无殒，亦无殒也。帝曰：愿闻其故何谓也？岐伯曰：大积大聚，其可犯也，衰其太半而止，过者死。

帝曰：善。郁之甚者治之奈何？岐伯曰：木郁达之，火郁发之，土郁夺之，金郁泄之，水郁折之，然调其气，过者折之，以其畏也，所谓泻之。

至真要大论第七十四

帝曰：善。夫百病之生也，皆生于风寒暑湿燥火，以之化之变也。经言盛者泻之，虚者补之，余锡以方士，而方士用之尚未能十全，余欲令要道必行，桴鼓相应，犹拔刺雪污，工巧神圣，可得闻乎？岐伯曰：审察病机，无失气宜，此之谓也。帝曰：愿闻病机何如？岐伯曰：诸风掉眩，皆属于肝。诸寒收引，皆属于肾。诸气膹郁，皆属于肺。诸湿肿满，皆属于脾。诸热瞀瘈，皆属于火。诸痛痒疮，皆属于心。诸厥固泄，皆属于下。诸痿喘呕，皆属于上。诸禁鼓栗，如丧神守，皆属于火。诸痉项强，皆属于湿。诸逆冲上，皆属于火。诸胀腹大，皆属于热。诸躁狂越，皆属于火。诸暴强直，皆属于风。诸病有声，鼓之如鼓，皆属于热。诸病胕肿，痛酸惊骇，皆属于火。诸转反戾，水液浑浊，皆属于热。诸病水液，澄澈清冷，皆属于寒。诸呕吐酸，暴注下迫，皆属于热。故《大要》曰：谨守病机，各司其属，有者求之，无者求之，盛者责之，虚者责之，必先五胜，疏其血气，令其条达，而致和平。此之谓也。

帝曰：善。五味阴阳之用何如？岐伯曰：辛甘发散为阳，酸苦涌泄为阴，咸味涌泄为阴，淡味渗泄为阳。六者或收或散，或缓或急，或燥或润，或软或坚，以所利而行之，调其气使其平也。

帝曰：非调气而得者，治之奈何？有毒无毒，何先何后？愿闻其道。岐伯曰：有毒无毒，所治为主，适大小为制也。帝曰：请言其制。岐伯曰：君一臣二，制之小也；君一臣三佐五，制之中也；君一臣三佐九，制之大也。寒者热之，热者寒之，微者逆之，甚者从之，坚者削之，客者除之，劳者温之，结者散之，留者攻之，燥者濡之，急者缓之，散者收之，损者温之，逸者行之，惊者平之，上之下之，摩之浴之，薄之劫之，开之发之，适事为故。

帝曰：何谓逆从？岐伯曰：逆者正治，从者反治，从少从多，观其事也。帝曰：反治何谓？岐伯曰：热因寒用，寒因热用，塞因塞用，通因通用，必伏其所主，而先其所因，其始则同，其终则异，可使破积，可使溃坚，可使气和，可使必已。

帝曰：善。气调而得者何如？岐伯曰：逆之从之，逆而从之，从而逆之，疏气令调，则其道也。

帝曰：善。病之中外何如？岐伯曰：从内之外者，调其内；从外之内者，治其外；从内之外而盛于外者，先调其内而后治其外；从外之内而盛于内者，先治其外而后调其内；中外不相及，则治主病。

帝曰：论言治寒以热，治热以寒，而方士不能废绳墨而更其道也。有病热者寒之而热，有病寒者热之而寒，二者皆在，新病复起，奈何治？岐伯曰：诸寒之而热者取之阴，热之而寒者取之阳，所谓求其属也。

帝曰：善。服寒而反热，服热而反寒，其故何也？岐伯曰：治其王气，是以反也。帝曰：不治王而然者何也？岐伯曰：悉乎哉问也！不治五味属也。夫五味入胃，各归所喜，故酸先入肝，苦先入心，甘先入脾，辛先入肺，咸先入肾，久而增气，物化之常也。气增而久，夭之由也。

帝曰：善。方制君臣何谓也？岐伯曰：主病之谓君，佐君之谓臣，应臣之谓使，非上下三品之谓也。

著至教论第七十五

黄帝坐明堂，召雷公而问之曰：子知医之道乎？雷公对曰：诵而未能解，解而未能别，别而未能明，明而未能彰，足以治群僚，不足治侯王。愿得受树天之度，四时阴阳合之，别星辰与日月光，以彰经术，后世益明，上通神农，著至教疑于二皇。帝曰：善。无失之，此皆阴阳表里上下雌雄相输应也，而道上知天文，下知地理，中知人事，可以长久，以教众庶，亦不疑殆，医道论篇，可传后世，可以为宝。

疏五过论第七十七

凡未诊病者，必问尝贵后贱，虽不中邪，病从内生，名曰脱营。尝富后贫，名曰失精，五气留连，病有所并。

凡欲诊病者，必问饮食居处，暴乐暴苦，始乐后苦，皆伤精气，精气竭绝，形体毁沮。暴怒伤阴，暴喜伤阳，厥气上行，满脉去形。

二、《黄帝内经》选读（《灵枢》）

九针十二原第一

黄帝问于岐伯曰：余子万民，养百姓，而收其租税。余哀其不给，而属有疾病。余欲勿使被毒药，无用砭石，欲以微针通其经脉，调其血气，营其逆顺出入之会。令可传于后世，必明为之法。令终而不灭，久而不绝，易用难忘，为之经纪。异其章，别其表里，为之终始。令各有形，先立针经。愿闻其情。岐伯答曰：臣请推而次之，令有纲纪，始于一，终于九焉，请言其道。

小针之要，易陈而难入，粗守形，上守神，神乎神，客在门，未睹其疾，恶知其原？刺之微，在速迟，粗守关，上守机，机之动，不离其空，空中之机，清静而微，其来不可逢，其往不可追。知机之道者，不可挂以发，不知机道，叩之不发，知其往来，要与之期，粗之暗乎，妙哉工独有之。往者为逆，来者为顺，明知逆顺，正行无问。逆而夺之，恶得无虚，追而济之，恶得无实，迎之随之，以意和之，针道毕矣。

凡用针者，虚则实之，满则泄之，菀陈则除之，邪胜则虚之。《大要》曰：徐而疾则实，疾而徐则虚。言实与虚，若有若无，察后与先，若存若亡，为虚与实，若得若失。虚实之要，九针最妙，补泻之时，以针为之。泻曰必持内之，放而出之，排阳得针，邪气得泄。按而引针，是谓内温，血不得散，气不得出也。补曰随之，随之意若妄之，若行若按，如蚊虻止，如留如还，去如弦绝，令左属右，其气故止，外门已闭，中气乃实，必无留血，急取诛之。持针之道，坚者为宝，正指直刺，无针左右，神在秋毫，属意病者，审视血脉者，刺之无殆。方刺之时，必在悬阳，及与两卫，神属勿去，知病存亡。血脉者，在腧横居，视之独澄，切之独坚。

九针之名，各不同形：一曰镵针，长一寸六分；二曰员针，长一寸六分；三曰锝针，长三寸半；四曰锋针，长一寸六分；五曰铍针，长四寸，广二分半；六曰员利针，长一寸六分；七曰毫针，长三寸六分；八曰长针，长七寸；九曰大针，长四寸。镵针者，头大末锐，去泻阳气。员针者，针如卵形，揩摩分间，不得伤肌肉，以泻分气。锝针者，锋如黍粟之锐，主按脉勿陷，以致其气。锋针者，刃三隅，以发痼疾。铍针者，末如剑锋，以取大脓。员利针者，大如厘，且员且锐，中身微大，以取暴气。毫针者，尖如蚊虻喙，静以徐往，微以久留之而养，以取痛痹。长针者，锋利身薄，可以取远痹。大针者，尖如梃，其锋微员，以泻机关之水也。九针毕矣。

夫气之在脉也，邪气在上，浊气在中，清气在下。故针陷脉则邪气出，针中脉则浊气出，针太深则邪气反沉，病益。故曰：皮肉筋脉，各有所处，病各有所宜，各不同形，各以任其所宜。无实无虚，损不足而益有余，是谓甚病。病益甚，取五脉者死，取三脉者；夺阴者死，夺阳者狂，针害毕矣。

刺之而气不至，无问其数；刺之而气至，乃去之，勿复针。针各有所宜，各不同形，各任其所为。刺之要，气至而有效。效之信，若风之吹云，明乎若见苍天，刺之道毕矣。

黄帝曰：愿闻五藏六府所出之处。岐伯曰：五藏五腧，五五二十五腧；六府六腧，六六三十六腧。经脉十二，络脉十五，凡二十七气，以上下。所出为井，所溜为荥，所注为输，所行为经，所入为合，二十七气所行，皆在五腧也。节之交，三百六十五会，知其要者，一言而终，不知其要，流散无穷。所言节者，神气之所游行出入也，非皮肉筋骨也。

睹其色，察其目，知其散复；一其形，听其动静，知其邪正。右主推之，左持而御之，气至而去之。凡将用针，必先诊脉，视气之剧易，乃可以治也。五藏之气已绝于内，而用针者反实其外，是谓重竭，重竭必死，其死也静，治之者，辄反其气，取腋与膺；五藏之气已绝于外，而用针者反实其内，是谓逆厥，逆厥则必死，其死也躁，治之者，反取四末。刺之害中而不去，则精泄；害中而去，则致气。精泄则病益甚而恇，致气则生为痈疡。

五藏有六府，六府有十二原，十二原出于四关，四关主治五藏。五藏有疾，当取之十二原，十二原者，五藏之所以禀三百六十五节气味也。五藏有疾也，应出十二原，而原各有所出，明知其原，睹其应，而知五藏之害矣。阳中之少阴，肺也，其原出于太渊，太渊二。阳中之太阳，心也，其原出于大陵，大陵二。阴中之少阳，肝也，其原出于太冲，太冲二。阴中之至阴，脾也，其原出于太白，太白二。阴中之太阴，肾也，其原出于太溪，太溪二。膏之原出于鸠尾，鸠尾一。肓之原出于脖胦，脖胦一。凡此十二原者，主治五藏六府之有疾者也。胀取三阳，飧泄取三阴。

今夫五藏之有疾也，譬犹刺也，犹污也，犹结也，犹闭也。刺虽久，犹可拔也；污虽久，犹可雪也；结虽久，犹可解也；闭虽久，犹可决也。或言久疾之不可取者，非其说也。夫善用针者，取其疾也，犹拔刺也，犹雪污也，犹解结也，犹决闭也。疾虽久，犹可毕也。言不可治者，未得其术也。

刺诸热者，如以手探汤；刺寒清者，如人不欲行。阴有阳疾者，取之下陵、三里，正往无殆，气下乃止，不下复始也。疾高而内者，取之阴之陵泉；疾高而外者，取之阳之陵泉也。

本输第二

肺合大肠，大肠者，传道之府。心合小肠，小肠者，受盛之府。肝合胆，胆者，中精之府。脾合胃，胃者，五谷之府。肾合膀胱，膀胱者，津液之府也。少阳属肾，肾上连肺，故将两藏。三焦者，中渎之府也，水道出焉，属膀胱，是孤之府也。是六府之所与合者。

小针解第三

粗守形者，守刺法也。上守神者，守人之血气有余不足，可补泻也。神客者，正邪共会也。神者，正气也。客者，邪气也。

邪气藏府病形第四

诸阳之会，皆在于面。

黄帝曰：邪之中人藏奈何？岐伯曰：愁忧恐惧则伤心，形寒寒饮则伤肺，以其两寒相感，中外皆伤，故气逆而上行。有所堕坠，恶血留内，若有所大怒，气上而不下，积于胁下，则伤肝。有所击仆，若醉入房，汗出当风，则伤脾。有所用力举重，若入房过度，汗出浴水，则伤肾。

十二经脉，三百六十五络，其血气皆上于面而走空窍，其精阳气上走于目而为睛，其别气走于耳而为听，其宗气上出于鼻而为臭，其浊气出于胃，走唇舌而为味。其气之津液皆上熏于面，而皮又厚，其肉坚，故天气甚寒不能胜之也。

本神第八

黄帝问于岐伯曰：凡刺之法，先必本于神。血、脉、营、气、精、神，此五藏之所藏也，至其淫泆离藏则精失，魂魄飞扬，志意恍乱，智虑去身者，何因而然乎？天之罪与？人之过乎？何谓德、气、生、精、神、魂、魄、心、意、志、思、智、虑？请问其故。

岐伯答曰：天之在我者德也，地之在我者气也，德流气薄而生者也。故生之来谓之精，两精相搏谓之神，随神往来者谓之魂，并精而出入者谓之魄，所以任物者谓之心，心有所忆谓之意，意之所存谓之志，因志而存变谓之思，因思而远慕谓之虑，因虑而处物谓之智。故智者之养生也，必顺四时而适寒暑，和喜怒而安居处，节阴阳而调刚柔，如是则僻邪不至，长生久视。

肝藏血，血舍魂，肝气虚则恐，实则怒。脾藏营，营舍意，脾气虚则四肢不用，五藏不安，实则腹胀，经溲不利。心藏脉，脉舍神，心气虚则悲，实则笑不休。肺藏气，气舍魄，肺气虚则鼻塞不利，少气，实则喘喝，胸盈仰息。肾藏精，精舍志，肾气虚则厥，实则胀，五藏不安。必审五藏之病形，以知其气之虚实，谨而调之也。

经脉第十

人始生，先成精，精成而脑髓生。骨为干，脉为营，筋为刚，肉为墙，皮肤坚而毛发长，谷入于胃，脉道以通，血气乃行。

经脉者，所以能决死生，处百病，调虚实，不可不通。

肺手太阴之脉，起于中焦，下络大肠，还循胃口，上膈属肺，从肺系横出腋下，下循臑内，行少阴、心主之前，下肘中，循臂内上骨下廉，入寸口，上鱼，循鱼际，出大指之端；其支者，从腕后直出次指内廉，出其端。

是动则病肺胀满，膨膨而喘咳，缺盆中痛，甚则交两手而瞀，此为臂厥。是主肺所生病者，咳，上气喘渴，烦心胸满，臑臂内前廉痛厥，掌中热。气盛有余，则肩背痛风寒，汗出中风，小便数而欠。气虚则肩背痛寒，少气不足以息，溺色变。

大肠手阳明之脉，起于大指次指之端，循指上廉，出合谷两骨之间，上入两筋之中，循臂上廉，入肘外廉，上臑外前廉，上肩，出髃骨之前廉，上出于柱骨之会上，下入缺盆，络肺，下膈，属大肠。其支者，从缺盆上颈，贯颊，入下齿中，还出挟口，交人中，左之右，右之左，上挟鼻孔。

是动则病齿痛颈肿。是主津液所生病者，目黄口干，鼽衄，喉痹，肩前臑痛，大指次指痛不用。气有余则当脉所过者热肿，虚则寒栗不复。

胃足阳明之脉，起于鼻之交頞中，旁纳太阳之脉，下循鼻外，入上齿中，还出挟口环唇，下交承浆，却循颐后下廉，出大迎，循颊车，上耳前，过客主人，循发际，至额颅；其支者，从大迎前下人迎，循喉咙，入缺盆，下膈，属胃，络脾；其直者，从缺盆下乳内廉，下挟脐，入气街中；其支者，起于胃口，下循腹里，下至气街中而合，以下髀关，抵伏兔，下膝膑中，下循胫外廉，下足跗，入中指内间；其支者，下廉三寸而别，下入中指外间；其支者，别跗上，入大指间，出其端。

是动则病洒洒振寒，善呻数欠，颜黑，病至则恶人与火，闻木声则惕然而惊，心欲动，独闭户塞牖而处，甚则欲上高而歌，弃衣而走，贲响腹胀，是为骭厥。是主血所生病者，狂疟温淫汗出，鼽衄，口㖞唇胗，颈肿喉痹，大腹水肿，膝膑肿痛，循膺、乳、气街、股、伏兔、骭外廉、足跗上皆痛，中指不用。气盛则身以前皆热，其有余于胃，则消谷善饥，溺色黄。气不足则身以前皆寒栗，胃中寒则胀满。

脾足太阴之脉，起于大指之端，循指内侧白肉际，过核骨后，上内踝前廉，上腨内，循胫骨后，交出厥阴之前，上膝股内前廉，入腹属脾络胃，上膈，挟咽，连舌本，散舌下；其支者，复从胃，别上膈，注心中。

是动则病舌本强，食则呕，胃脘痛，腹胀善噫，得后与气则快然如衰，身体皆重。是主脾所生病者，舌本痛，体不能动摇，食不下，烦心，心下急痛，溏瘕泄，水闭，黄疸，不能卧，强立股膝内肿厥，足大指不用。

心手少阴之脉，起于心中，出属心系，下膈，络小肠；其支者，从心系上挟咽，系目系；其直者，复从心系却上肺，下出腋下，下循臑内后廉，行太阴、心主之后，下肘内，循臂内后廉，抵掌后锐骨之端，入掌内后廉，循小指之内，出其端。

是动则病嗌干心痛，渴而欲饮，是为臂厥。是主心所生病者，目黄胁痛，臑臂内后廉痛厥，掌中热痛。

小肠手太阳之脉，起于小指之端，循手外侧上腕，出踝中，直上循臂骨下廉，出肘内侧两筋之间，上循臑外后廉，出肩解，绕肩胛，交肩上，入缺盆络心，循咽，下膈，抵胃属小肠；其支者，从缺盆循颈上颊，至目锐眦，却入耳中；其支者，别颊上䪼抵鼻，至目内眦，斜络于颧。

是动则病嗌痛颔肿，不可以顾，肩似拔，臑似折。是主液所生病者，耳聋目黄颊肿，颈颔肩臑肘臂外后廉痛。

膀胱足太阳之脉，起于目内眦，上额交巅；其支者，从巅至耳上角；其直者，从巅入络脑，还出别下项，循肩髆内，挟脊抵腰中，入循膂，络肾，属膀胱；其支者，从腰中下挟脊贯臀，入腘中；其支者，从髀内左右，别下贯胂，挟脊内，过髀枢，循髀外从后廉下合腘中，以下贯腨内，出外踝之后，循京骨，至小指外侧。

是动则病冲头痛，目似脱，项如拔，脊痛腰似折，髀不可以曲，腘如结，腨如裂，是为踝厥。是主筋所生病者，痔疟狂癫疾，头囟项痛，目黄泪出，鼽衄，项背腰尻腘腨脚皆痛，小指不用。

肾足少阴之脉，起于小指之下，斜走足心，出于然谷之下，循内踝之后，别入跟中，以上腨内，出腘内廉，上股内后廉，贯脊，属肾，络膀胱；其直者，从肾上贯肝膈，入肺中，循喉咙，挟舌本；其支者，从肺出络心，注胸中。

是动则病饥不欲食，面如漆柴，咳唾则有血，喝喝而喘，坐而欲起，目䀮䀮如无所见，心如悬若饥状，气不足则善恐，心惕惕如人将捕之，是为骨厥。是主肾所生病者，口热舌干，咽肿上气，嗌干及痛，烦心，心痛，黄疸，肠澼，脊股内后廉痛，痿厥，嗜卧，足下热而痛。

心主手厥阴心包络之脉，起于胸中，出属心包络，下膈，历络三焦；其支者，循胸出胁，下腋三寸，上抵腋下，循臑内，行太阴、少阴之间，入肘中，下臂，行两筋之间，入掌中，循中指，出其端；其支者，别掌中，循小指次指出其端。

是动则病手心热，臂肘挛急，腋肿，甚则胸胁支满，心中憺憺大动，面赤目黄，喜笑不休。是主脉所生病者，烦心，心痛，掌中热。

三焦手少阳之脉，起于小指次指之端，上出两指之间，循手表腕，出臂外两骨之间，上贯肘，循臑外上肩而交出足少阳之后，入缺盆，布膻中，散络心包，下膈，循属三焦；其支者，从膻中上出缺盆，上项，系耳后直上，出耳上角，以屈下颊至䪼；其支者，从耳后入耳中，出走耳前，过客主人，前交颊，至目锐眦。

是动则病耳聋浑浑焞焞，嗌肿喉痹。是主气所生病者，汗出，目锐眦痛，颊痛，耳后、肩臑、肘、臂外皆痛，小指次指不用。

胆足少阳之脉，起于目锐眦，上抵头角，下耳后，循颈行手少阳之前，至肩上，却交出手少阳之后，入缺盆；其支者，从耳后入耳中，出走耳前，至目锐眦后；其支者，别锐眦，下大迎，合于手少阳，抵于䪼，下加颊车，下颈合缺盆，以下胸中，贯膈，络肝，属胆，循胁里，出气街，绕毛际，横入髀厌中；其直者，从缺盆下腋，循胸，过季胁，下合髀厌中，以下循髀阳，出膝外廉，下外辅骨之前，直下抵绝骨之端，下出外踝之前，循足跗上，入小指次指之间；其支者，别跗上，入大指之间，循大指歧骨内出其端，还贯爪甲，出三毛。

是动则病口苦，善太息，心胁痛不能转侧，甚则面微有尘，体无膏泽，足外反热，是为阳厥。是主骨所生病者，头痛，颔痛，目锐眦痛，缺盆中肿痛，腋下肿，马刀侠瘿，汗出振寒，疟，胸、胁、肋、髀、膝外至胫、绝骨、外踝前及诸节皆痛，小指次指不用。

肝足厥阴之脉，起于大指丛毛之际，上循足跗上廉，去内踝一寸，上踝八寸，交出太阴之后，上腘内廉，循股阴，入毛中，过阴器，抵小腹，挟胃，属肝，络胆，上贯膈，布胁肋，循喉咙之后，上入颃颡，连目系，上出额，与督脉会于巅。其支者，从目系下颊里，环唇内；其支者，复从肝，别贯膈，上注肺。

是动则病腰痛不可以俯仰，丈夫㿉疝，妇人少腹肿，甚则嗌干，面尘脱色。是主肝所生病者，胸满，呕逆，飧泄，狐疝，遗溺，闭癃。

经脉十二者，伏行分肉之间，深而不见；其常见者，足太阴过于外踝之上，无所隐故也。诸脉之浮而常见者，皆络脉也。

手太阴之别，名曰列缺，起于腕上分间，并太阴之经，直入掌中，散入于鱼际。其病实则手锐掌热，虚则欠㰦，小便遗数。取之去腕半寸，别走阳明也。

手少阴之别，名曰通里，去腕一寸半，别而上行，循经入于心中，系舌本，属目系。其实则支膈，虚则不能言。取之掌后一寸，别走太阳也。

手心主之别，名曰内关，去腕二寸，出于两筋之间，循经以上，系于心包，络心系。实则心痛，虚则为头强，取之两筋间也。

手太阳之别，名曰支正，上腕五寸，内注少阴；其别者，上走肘，络肩髃。实则节弛肘废，虚则生肬，小者如指痂疥，取之所别也。

手阳明之别，名曰偏历，去腕三寸，别入太阴；其别者，上循臂，乘肩髃，上曲颊偏齿；其别者，入耳合于宗脉。实则龋聋，虚则齿寒痹隔，取之所别也。

手少阳之别，名曰外关，去腕二寸，外绕臂，注胸中，合心主。病实则肘挛，虚则不收，取之所别也。

足太阳之别，名曰飞阳，去踝七寸，别走少阴。实则
鼽窒头背痛，虚则鼽衄，取之所别也。

足少阳之别，名曰光明，去踝五寸，别走厥阴，下络
足跗。实则厥，虚则痿躄，坐不能起，取之所别也。

足阳明之别，名曰丰隆，去踝八寸，别走太阴；其别
者，循胫骨外廉，上络头项，合诸经之气，下络喉嗌。其
病气逆则喉痹卒喑，实则狂癫，虚则足不收，胫枯，取之
所别也。

足太阴之别，名曰公孙，去本节之后一寸，别走阳
明；其别者，入络肠胃。厥气上逆则霍乱，实则肠中切
痛，虚则鼓胀，取之所别也。

足少阴之别，名曰大钟，当踝后绕跟，别走太阳；其
别者，并经上走于心包，下外贯腰脊。其病气逆则烦闷，
实则闭癃，虚则腰痛，取之所别者也。

足厥阴之别，名曰蠡沟，去内踝五寸，别走少阳；其
别者，经胫上睾，结于茎。其病气逆，则睾肿卒疝，实则
挺长，虚则暴痒，取之所别也。

任脉之别，名曰尾翳，下鸠尾，散于腹。实则腹皮
痛，虚则痒搔，取之所别也。

督脉之别，名曰长强，挟膂上项，散头上，下当肩胛
左右，别走太阳，入贯膂。实则脊强，虚则头重，高摇
之，挟脊之有过者，取之所别也。

脾之大络，名曰大包，出渊腋下三寸，布胸胁。实则
身尽痛，虚则百节尽皆纵，此脉若罢络之血者，皆取之脾
之大络脉也。

凡此十五络者，实则必见，虚则必下，视之不见，求

之上下，人经不同，络脉异所别也。

经水第十二

夫经水者，受水而行之；五藏者，合神气魂魄而藏之；六府者，受谷而行之，受气而扬之；经脉者，受血而营之。

若夫八尺之士，皮肉在此，外可度量切循而得之，其死可解剖而视之，其藏之坚脆，府之大小，谷之多少，脉之长短，血之清浊，气之多少，十二经之多血少气，与其少血多气，与其皆多血气，与其皆少血气，皆有大数。

营气第十六

黄帝曰：营气之道，内谷为宝。谷入于胃，乃传之肺，流溢于中，布散于外，精专者行于经隧，常营无已，终而复始，是谓天地之纪。

脉度第十七

五藏常内阅于上七窍也，故肺气通于鼻，肺和则鼻能知臭香矣；心气通于舌，心和则舌能知五味矣；肝气通于目，肝和则目能辨五色矣；脾气通于口，脾和则口能知五谷矣；肾气通于耳，肾和则耳能闻五音矣。五藏不和则七窍不通，六府不和则留为痈。

营卫生会第十八

黄帝问于岐伯曰：人焉受气？阴阳焉会？何气为营？何气为卫？营安从生？卫于焉会？老壮不同气，阴阳异位，愿闻其会。

岐伯答曰：人受气于谷，谷入于胃，以传与肺，五藏六府，皆以受气，其清者为营，浊者为卫，营在脉中，卫在脉外，营周不休，五十而复大会。阴阳相贯，如环无端。卫气行于阴二十五度，行于阳二十五度，分为昼夜，故气至阳而起，至阴而止。故曰：日中而阳陇为重阳，夜半而阴陇为重阴。故太阴主内，太阳主外，各行二十五度，分为昼夜。夜半为阴陇，夜半后而为阴衰，平旦阴尽而阳受气矣。日中为阳陇，日西而阳衰，日入阳尽而阴受气矣。夜半而大会，万民皆卧，命曰合阴，平旦阴尽而阳受气，如是无已，与天地同纪。

黄帝曰：老人之不夜瞑者，何气使然？少壮之人不昼瞑者，何气使然？岐伯答曰：壮者之气血盛，其肌肉滑，气道通，荣卫之行，不失其常，故昼精而夜瞑。老者之气血衰，其肌肉枯，气道涩，五藏之气相搏，其营气衰少而卫气内伐，故昼不精，夜不瞑。

黄帝曰：夫血之与气，异名同类，何谓也？岐伯答曰：营卫者，精气也，血者，神气也，故血之与气，异名同类焉。故夺血者无汗，夺汗者无血，故人生有两死而无两生。

上焦如雾，中焦如沤，下焦如渎。

癫狂第二十二

狂始生，先自悲也，喜忘苦怒善恐者，得之忧饥。

狂始发，少卧不饥，自高贤也，自辩智也，自尊贵也，善骂詈，日夜不休。

狂言、惊、善笑、好歌乐、妄行不休者，得之大恐。

狂，目妄见、耳妄闻、善呼者，少气之所生也。

狂者多食，善见鬼神，善笑而不发于外者，得之有所大喜。

口问第二十八

夫百病之始生也，皆生于风雨寒暑，阴阳喜怒，饮食居处，大惊卒恐。

心者，五藏六府之主也；目者，宗脉之所聚也，上液之道也；口鼻者，气之门户也。故悲哀愁忧则心动，心动则五藏六府皆摇，摇则宗脉感，宗脉感则液道开，液道开故泣涕出焉。

故邪之所在，皆为不足。故上气不足，脑为之不满，耳为之苦鸣，头为之苦倾，目为之眩；中气不足，溲便为之变，肠为之苦鸣；下气不足，则乃为痿厥心悗。

师传第二十九

黄帝曰：余闻先师，有所心藏，弗著于方。余愿闻而藏之，则而行之，上以治民，下以治身，使百姓无病，上下和亲，德泽下流，子孙无忧，传于后世，无有终时，可得闻乎？岐伯曰：远乎哉问也。夫治民与自治，治彼与治此，治小与治大，治国与治家，未有逆而能治之也，夫惟顺而已矣。顺者，非独阴阳脉论气之逆顺也，百姓人民皆欲顺其志也。

黄帝曰：顺之奈何？岐伯曰：入国问俗，入家问讳，上堂问礼，临病人问所便。

人之情，莫不恶死而乐生，告之以其败，语之以其善，导之以其所便，开之以其所苦，虽有无道之人，恶有不听者乎？

决气第三十

黄帝曰：余闻人有精、气、津、液、血、脉，余意以为一气耳，今乃辨为六名，余不知其所以然。岐伯曰：两神相搏，合而成形，常先身生，是谓精。何谓气？岐伯曰：上焦开发，宣五谷味，熏肤，充身，泽毛，若雾露之溉，是谓气。何谓津？岐伯曰：腠理发泄，汗出溱溱，是谓津。何谓液？岐伯曰：谷入气满，淖泽注于骨，骨属屈伸，泄泽，补益脑髓，皮肤润泽，是谓液。何谓血？岐伯曰：中焦受气取汁，变化而赤，是谓血。何谓脉？岐伯曰：壅遏营气，令无所避，是谓脉。

黄帝曰：六气者，有余不足，气之多少，脑髓之虚实，血脉之清浊，何以知之？岐伯曰：精脱者，耳聋；气脱者，目不明；津脱者，腠理开，汗大泄；液脱者，骨属屈伸不利，色夭，脑髓消，胫痠，耳数鸣；血脱者，色白，夭然不泽，其脉空虚，此其候也。

海论第三十三

人有髓海，有血海，有气海，有水谷之海，凡此四者，以应四海也。

胃者，水谷之海，其输上在气街，下至三里；冲脉者，为十二经之海，其输上在于大杼，下出于巨虚之上下廉；膻中者，为气之海，其输上在于柱骨之上下，前在于人迎；脑为髓之海，其输上在于其盖，下在风府。

黄帝曰：四海之逆顺奈何？岐伯曰：气海有余者，气满胸中，悗息面赤；气海不足，则气少不足以言。血海有余，则常想其身大，怫然不知其所病；血海不足，亦常想其身小，狭然不知其所病。水谷之海有余，则腹满；水谷之海不足，则饥不受谷食。髓海有余，则轻劲多力，自过其度；髓海不足，则脑转耳鸣，胫酸眩冒，目无所见，懈怠安卧。

胀论第三十五

夫胸腹，藏府之郭也。膻中者，心主之宫城也。胃者，太仓也。咽喉小肠者，传送也。胃之五窍者，闾里门户也。廉泉玉英者，津液之道也。故五藏六府者，各有畔界，其病各有形状。

五癃津液别第三十六

黄帝问于岐伯曰：水谷入于口，输于肠胃，其液别为五，天寒衣薄则为溺与气，天热衣厚则为汗，悲哀气并则为泣，中热胃缓则为唾。

水谷皆入于口，其味有五，各注其海，津液各走其道。故三焦出气，以温肌肉，充皮肤，为其津；其流而不行者，为液。天暑衣厚则腠理开，故汗出；寒留于分肉之间，聚沫则为痛。天寒则腠理闭，气湿不行，水下留于膀胱，则为溺与气。

五藏六府，心为之主，耳为之听，目为之候，肺为之相，肝为之将，脾为之卫，肾为之主外。

顺气一日分为四时第四十四

黄帝曰：夫百病之所始生者，必起于燥湿、寒暑、风雨、阴阳、喜怒、饮食、居处，气合而有形，得藏而有名，余知其然也。夫百病者，多以旦慧昼安，夕加夜甚，何也？岐伯曰：四时之气使然。

黄帝曰：愿闻四时之气。岐伯曰：春生夏长，秋收冬藏，是气之常也，人亦应之。以一日分为四时，朝则为春，日中为夏，日入为秋，夜半为冬。朝则人气始生，病气衰，故旦慧；日中人气长，长则胜邪，故安；夕则人气始衰，邪气始生，故加；夜半人气入藏，邪气独居于身，故甚也。

本藏第四十七

黄帝问于岐伯曰：人之血气精神者，所以奉生而周于性命者也。经脉者，所以行血气而营阴阳，濡筋骨，利关节者也。卫气者，所以温分肉，充皮肤，肥腠理，司关合者也。志意者，所以御精神，收魂魄，适寒温，和喜怒者也。

是故血和则经脉流行，营复阴阳，筋骨劲强，关节清利矣。卫气和则分肉解利，皮肤调柔，腠理致密矣。志意和则精神专直，魂魄不散，悔怒不起，五藏不受邪矣。寒温和则六府化谷，风痹不作，经脉通利，肢节得安矣。此人之常平也。

五藏者，所以藏精神血气魂魄者也。六府者，所以化水谷而行津液者也。

黄帝曰：愿闻六府之应。岐伯答曰：肺合大肠，大肠者，皮其应。心合小肠，小肠者，脉其应。肝合胆，胆者，筋其应。脾合胃，胃者，肉其应。肾合三焦膀胱，三焦膀胱者，腠理毫毛其应。

五色第四十九

黄帝曰：庭者，首面也。阙上者，咽喉也。阙中者，肺也。下极者，心也。

直下者，肝也。肝左者，胆也。下者，脾也。方上者，胃也。中央者，大肠也。挟大肠者，肾也。当肾者，脐也。面王以上者，小肠也。面王以下者，膀胱子处也。颧者，肩也。颧后者，臂也。臂下者，手也。目内眦上者，膺乳也。挟绳而上者，背也。循牙车以下者，股也。中央者，膝也。膝以下者，胫也。当胫以下者，足也。巨分者，股里也。巨屈者，膝膑也。此五藏六府肢节之部也，各有部分。有部分，用阴和阳，用阳和阴，当明部分，万举万当，能别左右，是谓大道，男女异位，故曰阴阳，审察泽夭，谓之良工。

沉浊为内，浮泽为外，黄赤为风，青黑为痛，白为寒，黄而膏润为脓，赤甚者为血，痛甚为挛，寒甚为皮不仁。五色各见其部，察其浮沉，以知浅深；察其泽夭，以观成败；察其散抟，以知远近；视色上下，以知病处；积神于心，以知往今。

天年第五十四

黄帝问于岐伯曰：愿闻人之始生，何气筑为基，何立而为楯，何失而死，何得而生？岐伯曰：以母为基，以父为楯，失神者死，得神者生也。

黄帝曰：何者为神？岐伯曰：血气已和，荣卫已通，五藏已成，神气舍心，魂魄毕具，乃成为人。

黄帝曰：人之寿百岁而死，何以致之？岐伯曰：使道隧以长，基墙高以方，通调营卫，三部三里起，骨高肉满，百岁乃得终。

五味第五十六

黄帝曰：愿闻谷气有五味，其入五藏，分别奈何？伯高曰：胃者，五藏六府之海也，水谷皆入于胃，五藏六府皆禀气于胃。五味各走其所喜：谷味酸，先走肝；谷味苦，先走心；谷味甘，先走脾；谷味辛，先走肺；谷味咸，先走肾。谷气津液已行，营卫大通，乃化糟粕，以次传下。

黄帝曰：营卫之行奈何？伯高曰：谷始入于胃，其精微者，先出于胃之两焦，以溉五藏，别出两行，营卫之道。其大气之抟而不行者，积于胸中，命曰气海，出于肺，循喉咽，故呼则出，吸则入。天地之精气，其大数常出三入一，故谷不入，半日则气衰，一日则气少矣。

动输第六十二

胃为五藏六府之海，其清气上注于肺，肺气从太阴而行之，其行也，以息往来，故人一呼脉再动，一吸脉亦再动，呼吸不已，故动而不止。

冲脉者，十二经之海也。

百病始生第六十六

黄帝问于岐伯曰：夫百病之始生也，皆生于风雨寒暑，清湿喜怒。喜怒不节则伤藏，风雨则伤上，清湿则伤下。三部之气，所伤异类，愿闻其会。岐伯曰：三部之气各不同，或起于阴，或起于阳，请言其方。喜怒不节则伤藏，藏伤则病起于阴也；清湿袭虚，则病起于下；风雨袭虚，则病起于上，是谓三部。至于其淫泆，不可胜数。

黄帝曰：余固不能数，故问先师，愿卒闻其道。岐伯曰：风雨寒热，不得虚邪，不能独伤人。卒然逢疾风暴雨而不病者，盖无虚，故邪不能独伤人，此必因虚邪之风，与其身形，两虚相得，乃客其形，两实相逢，众人肉坚。其中于虚邪也，因于天时，与其身形，参以虚实，大病乃成，气有定舍，因处为名，上下中外，分为三员。

卒然多食饮则肠满，起居不节，用力过度，则络脉伤。阳络伤则血外溢，血外溢则衄血，阴络伤则血内溢，血内溢则后血，肠胃之络伤，则血溢于肠外，肠外有寒汁沫与血相搏，则并合凝聚不得散，而积成矣。

忧恚无言第六十九

咽喉者，水谷之道也。喉咙者，气之所以上下者也。会厌者，音声之户也。口唇者，音声之扇也。舌者，音声之机也。悬雍垂者，音声之关也。颃颡者，分气之所泄也。横骨者，神气所使，主发舌者也。

邪客第七十一

五谷入于胃也，其糟粕、津液、宗气分为三隧。故宗气积于胸中，出于喉咙，以贯心脉，而行呼吸焉。营气者，泌其津液，注之于脉，化以为血，以荣四末，内注五藏六府，以应刻数焉。卫气者，出其悍气之慓疾，而先行于四末分肉皮肤之间而不休者也。昼日行于阳，夜行于阴，常从足少阴之分间，行于五藏六府。

心者，五藏六府之大主也，精神之所舍也，其藏坚固，邪弗能容也。容之则心伤，心伤则神去，神去则死矣。故诸邪之在于心者，皆在于心之包络。包络者，心主之脉也，故独无腧焉。

九针论第七十八

五味：酸入肝，辛入肺，苦入心，甘入脾，咸入肾，淡入胃，是谓五味。

五劳：久视伤血，久卧伤气，久坐伤肉，久立伤骨，久行伤筋，此五久劳所病也。

五藏：心藏神，肺藏魄，肝藏魂，脾藏意，肾藏精志也。

岁露论第七十九

人与天地相参也，与日月相应也。

大惑论第八十

五藏六府之精气，皆上注于目而为之精。精之窠为眼，骨之精为瞳子，筋之精为黑眼，血之精为络，其窠气之精为白眼，肌肉之精为约束，裹撷筋骨血气之精而与脉并为系，上属于脑，后出于项中。

邪其精，其精所中不相比也则精散，精散则视歧，视歧见两物。目者，五藏六府之精也，营卫魂魄之所常营也，神气之所生也。故神劳则魂魄散，志意乱。是故瞳子黑眼法于阴，白眼赤脉法于阳也，故阴阳合传而精明也。目者，心使也，心者，神之舍也，故神精乱而不转，卒然见非常处，精神魂魄，散不相得，故曰惑也。

痈疽第八十一

营卫稽留于经脉之中，则血泣而不行，不行则卫气从之而不通，壅遏而不得行，故热。大热不止，热胜则肉腐，肉腐则为脓。

三、《黄帝八十一难经》选读

一难曰：十二经皆有动脉，独取寸口以决五藏六府死生吉凶之法，何谓也？

然：寸口者，脉之大会，手太阴之脉动也。人一呼脉行三寸，一吸脉行三寸，呼吸定息，脉行六寸。人一日一夜，凡一万三千五百息，脉行五十度，周于身。漏水下百刻，荣卫行阳二十五度，行阴亦二十五度，为一周也，故五十度复会于手太阴。寸口者，五藏六府之所终始，故法取于寸口也。

二难曰：脉有尺寸，何谓也？

然：尺寸者，脉之大要会也。从关至尺是尺内，阴之所治也；从关至鱼际是寸内，阳之所治也。故分寸为尺，分尺为寸。故阴得尺内一寸，阳得寸内九分。尺寸终始，一寸九分，故曰尺寸也。

三难曰：脉有太过，有不及，有阴阳相乘，有覆有溢，有关有格，何谓也？

然：关之前者，阳之动也，脉当见九分而浮，过者法曰太过，减者法曰不及。遂上鱼为溢，为外关内格，此阴乘之脉也。关以后者，阴之动也，脉当见一寸而沉，过者法曰太过，减者法曰不及。遂入尺为覆，为内关外格，此阳乘之脉也。故曰覆溢，是其真藏之脉，人不病而死也。

四难曰：脉有阴阳之法，何谓也？

然：呼出心与肺，吸入肾与肝，呼吸之间，脾受谷味也，其脉在中。浮者阳也，沉者阴也，故曰阴阳也。

心肺俱浮，何以别之？然：浮而大散者，心也。浮而短涩者，肺也。

肾肝俱沉，何以别之？然：牢而长者，肝也。按之濡，举指来实者，肾也。脾者中州，故其脉在中。是阴阳之法也。

脉有一阴一阳，一阴二阳，一阴三阳；有一阳一阴，一阳二阴，一阳三阴。如此之言，寸口有六脉俱动耶？然：此言者，非有六脉俱动也，谓浮沉长短滑涩也。浮者阳也，滑者阳也，长者阳也；沉者阴也，短者阴也，涩者阴也。所谓一阴一阳者，谓脉来沉而滑也；一阴二阳者，谓脉来沉滑而长也；一阴三阳者，谓脉来浮滑而长，时一沉也。所谓一阳一阴者，谓脉来浮而涩也；一阳二阴者，谓脉来长而沉涩也；一阳三阴者，谓脉来沉涩而短，时一浮也。各以其经所在，名病逆顺也。

八难曰：寸口脉平而死者，何谓也？

然：诸十二经脉者，皆系于生气之原。所谓生气之原者，谓十二经之根本也，谓肾间动气也。此五藏六府之本，十二经脉之根，呼吸之门，三焦之原，一名守邪之神。故气者，人之根本也，根绝则茎叶枯矣。寸口脉平而死者，生气独绝于内也。

九难曰：何以别知藏府之病耶？

然：数者府也，迟者藏也。数则为热，迟则为寒。诸阳为热，诸阴为寒。故以别知藏府之病也。

二十一难曰：经言人形病脉不病曰生，脉病形不病曰死，何谓也？

然：人形病脉不病，非有不病者也，谓息数不应脉数也。此大法。

二十二难曰：经言脉有是动，有所生病，一脉辄变为二病者，何也？

然：经言是动者，气也；所生病者，血也。邪在气，气为是动；邪在血，血为所生病。气主煦之，血主濡之。气留而不行者，为气先病也，血壅而不濡者，为血后病也。故先为是动，后所生病也。

二十五难曰：有十二经，五藏六府十一耳，其一经者，何等经也？

然：一经者，手少阴与心主别脉也。心主与三焦为表里，俱有名而无形，故言经有十二也。

二十六难曰：经有十二，络有十五，余三络者，是何等络也？

然：有阳络，有阴络，有脾之大络。阳络者，阳跷之络也；阴络者，阴跷之络也，故络有十五焉。

二十七难曰：脉有奇经八脉者，不拘于十二经，何谓也？

然：有阳维，有阴维，有阳跷，有阴跷，有冲，有督，有任，有带之脉。凡此八脉者，皆不拘于经，故曰奇经八脉也。

经有十二，络有十五，凡二十七气，相随上下，何独不拘于经也？

然：圣人图设沟渠，通利水道，以备不然。天雨降下，沟渠溢满，当此之时，霶霈妄行，圣人不能复图也。此络脉满溢，诸经不能复拘也。

二十八难曰：其奇经八脉者，既不拘于十二经，皆何起何继也？

然：督脉者，起于下极之俞，并于脊里，上至风府，入于脑。

任脉者，起于中极之下，以上毛际，循腹里，上关元，至喉咽。

冲脉者，起于气冲，并足阳明之经，挟脐上行，至胸中而散也。

带脉者，起于季胁，回身一周。

阳跷脉者，起于跟中，循外踝上行，入风池。

阴跷脉者，亦起于跟中，循内踝上行，至咽喉，交贯冲脉。

阳维、阴维者，维络于身，溢蓄不能环流灌溉诸经者也。故阳维起于诸阳会也，阴维起于诸阴交也。

比于圣人图设沟渠，沟渠满溢，流于深湖，故圣人不能拘通也。而人脉隆盛，入于八脉，而不环周，故十二经亦不能拘之。其受邪气，蓄则肿热，砭射之也。

三十一难曰：三焦者，何禀何生，何始何终，其治常在何许，可晓以不？

然：三焦者，水谷之道路，气之所终始也。上焦者，在心下，下膈，在胃上口，主内而不出，其治在膻中，玉堂下一寸六分，直两乳间陷者是；中焦者，在胃中脘，不上不下，主腐熟水谷，其治在脐旁；下焦者，当膀胱上口，主分别清浊，主出而不内，以传导也，其治在脐下一寸。故名曰三焦，其府在气街。

三十二难曰：五藏俱等，而心肺独在膈上者，何也？

然：心者血，肺者气，血为荣，气为卫，相随上下，谓之荣卫，通行经络，营周于外，故令心肺在膈上也。

三十五难口：五藏各有所府皆相近，而心肺独去大肠、小肠远者，何谓也？

然：经言心荣肺卫，通行阳气，故居在上。大肠、小肠，传阴气而下，故居在下，所以相去而远也。

又诸府者，皆阳也，清净之处。今大肠、小肠、胃与膀胱，皆受不净，其意何也？

然：诸府者谓是，非也。经言：小肠者，受盛之府也；大肠者，传泻行道之府也；胆者，清净之府也；胃者，水谷之府也；膀胱者，津液之府也。一府犹无两名，故知非也。小肠者，心之府；大肠者，肺之府；胃者，脾之府；胆者，肝之府；膀胱者，肾之府。小肠谓赤肠，大肠谓白肠，胆者谓青肠，胃者谓黄肠，膀胱者谓黑肠，下焦所治也。

三十六难曰：藏各有一耳，肾独有两者，何也？

然：肾两者，非皆肾也，其左者为肾，右者为命门。命门者，诸神精之所舍，原气之所系也。故男子以藏精，女子以系胞。故知肾有一也。

三十八难曰：藏唯有五，府独有六者，何也？

然：所以府有六者，谓三焦也，有原气之别焉，主持诸气，有名而无形，其经属手少阳。此外府也，故言府有六焉。

三十九难曰：经言府有五，藏有六者，何也？

然：六府者，正有五府也。然五藏亦有六藏者，谓肾有两藏也，其左为肾，右为命门。命门者，谓精神之所舍，男子以藏精，女子以系胞，其气与肾通，故言藏有六也。

府有五者，何也？

然：五藏各一府，三焦亦是一府，然不属于五藏，故言府有五焉。

四十三难曰：人不食饮，七日而死者，何也？

然：人胃中当有留谷二斗，水一斗五升，故平人日再至圊，一行二升半；日中五升，七日五七三斗五升，而水谷尽矣。故平人不食饮七日而死者，水谷津液俱尽，即死矣。

四十四难曰：七冲门何在？

然：唇为飞门，齿为户门，会厌为吸门，胃为贲门，太仓下口为幽门，大肠小肠会为阑门，下极为魄门，故曰七冲门也。

四十五难曰：经言八会者，何也？

然：府会太仓，藏会季胁，筋会阳陵泉，髓会绝骨，血会膈俞，骨会大杼，脉会太渊，气会三焦外一筋直两乳内也。热病在内者，取其会之气穴也。

四十六难曰：老人卧而不寐，少壮寐而不寤者，何也？

然：经言少壮者，血气盛，肌肉滑，气道通，荣卫之行不失于常，故昼日精，夜不寤。老人血气衰，肌肉不滑，荣卫之道涩，故昼日不能精，夜不得寐也。故知老人不得寐也。

四十七难曰：人面独能耐寒者，何也？

然：人头者，诸阳之会也。诸阴脉皆至颈胸中而还，独诸阳脉皆上至头耳，故令面耐寒也。

四十八难曰：人有三虚三实，何谓也？

然：有脉之虚实，有病之虚实，有诊之虚实也。脉之虚实者，濡者为虚，紧牢者为实。病之虚实者，出者为虚，入者为实；言者为虚，不言者为实；缓者为虚，急者为实。诊之虚实者，濡者为虚，牢者为实；痒者为虚，痛者为实。外痛内快，为外实内虚；内痛外快，为内实外虚，故曰虚实也。

五十难曰：病有虚邪，有实邪，有贼邪，有微邪，有正邪，何以别之？

然：从后来者为虚邪，从前来者为实邪，从所不胜来者为贼邪，从所胜来者为微邪，自病者为正邪。何以言之？假令心病，中风得之为虚邪，伤暑得之为正邪，饮食劳倦得之为实邪，伤寒得之为微邪，中湿得之为贼邪。

五十七难曰：泄凡有几，皆有名不？

然：泄凡有五，其名不同。有胃泄，有脾泄，有大肠泄，有小肠泄，有大瘕泄，名曰后重。

胃泄者，饮食不化，色黄。脾泄者，腹胀满，泄注，食即呕吐逆。大肠泄者，食已窘迫，大便色白，肠鸣切痛。小肠泄者，溲而便脓血，少腹痛。大瘕泄者，里急后重，数至圊而不能便，茎中痛。此五泄之法也。

五十八难曰：伤寒有几，其脉有变不？

然：伤寒有五，有中风，有伤寒，有湿温，有热病，有温病，其所苦各不同。

中风之脉，阳浮而滑，阴濡而弱；湿温之脉，阳濡而弱，阴小而急；伤寒之脉，阴阳俱盛而紧涩；热病之脉，阴阳俱浮，浮之而滑，沉之散涩；温病之脉，行在诸经，不知何经之动也，各随其经所在而取之。

伤寒有汗出而愈，下之而死者，有汗出而死，下之而愈者，何也？

然：阳虚阴盛，汗出而愈，下之即死；阳盛阴虚，汗出而死，下之而愈。

寒热之病，候之如何也？

然：皮寒热者，皮不可近席，毛发焦，鼻槁，不得汗；肌寒热者，皮肤痛，唇舌槁，无汗；骨寒热者，病无所安，汗注不休，齿本槁痛。

五十九难曰：狂癫之病，何以别之？

然：狂疾之始发，少卧而不饥，自高贤也，自辩智也，自贵倨也，妄笑，好歌乐，妄行不休是也。癫疾始发，意不乐，直视僵仆，其脉三部阴阳俱盛是也。

六十一难曰：经言望而知之谓之神，闻而知之谓之圣，问而知之谓之工，切脉而知之谓之巧。何谓也？

然：望而知之者，望见其五色，以知其病。闻而知之者，闻其五音，以别其病。问而知之者，问其所欲五味，以知其病所起所在也。切脉而知之者，诊其寸口，视其虚实，以知其病，病在何藏府也。经言以外知之曰圣，以内知之曰神，此之谓也。

六十五难曰：经言所出为井，所入为合，其法奈何？

然：所出为井，井者，东方春也，万物之始生，故言所出为井也。所入为合，合者，北方冬也，阳气入藏，故言所入为合也。

六十六难曰：经言肺之原出于太渊，心之原出于大陵，肝之原出于太冲，脾之原出于太白，肾之原出于太溪，少阴之原出于兑骨，胆之原出于丘墟，胃之原出于冲阳，三焦之原出于阳池，膀胱之原出于京骨，大肠之原出于合谷，小肠之原出于腕骨。十二经皆以俞为原者，何也？

然：五藏俞者，三焦之所行，气之所留止也。

三焦所行之俞为原者，何也？

然：脐下肾间动气者，人之生命也，十二经之根本也，故名曰原。三焦者，原气之别使也，主通行三气，经历于五藏六府。原者，三焦之尊号也。故所止辄为原，五藏六府之有病者，取其原也。

六十七难曰：五藏募皆在阴，而俞在阳者，何谓也？

然：阴病行阳，阳病行阴，故令募在阴，俞在阳。

六十九难曰：经言虚者补之，实者泻之，不实不虚，以经取之。何谓也？

然：虚者补其母，实者泻其子。当先补之，然后泻之。不实不虚，以经取之者，是正经自生病，不中他邪也，当自取其经，故言以经取之。

七十五难曰：经言东方实，西方虚，泻南方，补北方，何谓也？

然：金木水火土，当更相平。东方木也，西方金也。木欲实，金当平之；火欲实，水当平之；土欲实，木当平之；金欲实，火当平之；水欲实，土当平之。

东方肝也，则知肝实；西方肺也，则知肺虚。泻南方火，补北方水。南方火，火者木之子也；北方水，水者木之母也，水胜火。子能令母实，母能令子虚，故泻火补水，欲令金不得平木也。经曰：不能治其虚，何问其余，此之谓也。

七十七难曰：经言上工治未病，中工治已病者，何谓也？

然：所谓治未病者，见肝之病，则知肝当传之与脾，故先实其脾气，无令得受肝之邪，故曰治未病焉。中工治已病者，见肝之病，不晓相传，但一心治肝，故曰治已病也。

四、《伤寒论》选读

序

论曰：余每览越人入虢之诊，望齐侯之色，未尝不慨然叹其才秀也。怪当今居世之士，曾不留神医药，精究方术，上以疗君亲之疾，下以救贫贱之厄，中以保身长全，以养其生。但竞逐荣势，企踵权豪，孜孜汲汲，惟名利是务，崇饰其末，忽弃其本，华其外而悴其内。皮之不存，毛将安附焉？卒然遭邪风之气，婴非常之疾，患及祸至，而方震栗；降志屈节，钦望巫祝，告穷归天，束手受败。贵百年之寿命，持至贵之重器，委付凡医，恣其所措。咄嗟呜呼！厥身已毙，神明消灭，变为异物，幽潜重泉，徒为啼泣，痛夫！举世昏迷，莫能觉悟，不惜其命，若是轻生，彼何荣势之云哉！而进不能爱人知人，退不能爱身知己，遇灾值祸，身居厄生，彼何荣势之云哉！而进不能爱人知人，退不能爱身知己，遇灾值祸，身居厄地，蒙蒙昧昧，蠢若游魂。哀乎！趋世之士，驰竞浮华，不固根本，忘躯徇物，危若冰谷，至于是也。

余宗族素多，向余二百，建安纪年以来，犹未十稔，其死亡者，三分有二，伤寒十居其七。感往昔之沦丧，伤横夭之莫救，乃勤求古训，博采众方，撰用《素问（九卷）》、《八十一难》、《阴阳大论》、《胎胪药录》，并平脉辨证，为《伤寒杂病论》，合十六卷。虽未能尽愈诸病，庶可以见病知源。若能寻余所集，思过半矣。

夫天布五行，以运万类，人禀五常，以有五藏，经络府俞，阴阳会通，玄冥幽微，变化难极。自非才高识妙，岂能探其理致哉！上古有神农、黄帝、岐伯、伯高、雷公、少俞、少师、仲文，中世有长桑、扁鹊，汉有公乘阳庆及仓公，下此以往，未之闻也。观今之医，不念思求经旨，以演其所知，各承家技，终始顺旧，省疾问病，务在口给，相对斯须，便处汤药。按寸不及尺，握手不及足，人迎趺阳，三部不参，动数发息，不满五十，短期未知决诊，九候曾无仿佛，明堂阙庭，尽不见察，所谓窥管而已。夫欲视死别生，实为难矣。

孔子云：生而知之者上，学则亚之。多闻博识，知之次也。余宿尚方术，请事斯语。

辨太阳病脉证并治

1. 太阳之为病，脉浮，头项强痛而恶寒。

2. 太阳病，发热，汗出，恶风，脉缓者，名为中风。

3. 太阳病，或已发热，或未发热，必恶寒，体痛，呕逆，脉阴阳俱紧者，名为伤寒。

4. 伤寒一日，太阳受之，脉若静者，为不传；颇欲吐，若躁烦，脉数急者，为传也。

5. 伤寒二三日，阳明、少阳证不见者，为不传也。

6. 太阳病，发热而渴，不恶寒者，为温病。若发汗已，身灼热者，名风温。风温为病，脉阴阳俱浮，自汗出，身重，多眠睡，鼻息必鼾，语言难出。若被下者，小便不利，直视失溲。若被火者，微发黄色，剧则如惊痫，时瘛疭，若火熏之。一逆尚引日，再逆促命期。

7. 病有发热恶寒者，发于阳也；无热恶寒者，发于阴也。发于阳，七日愈；发于阴，六日愈。以阳数七，阴数六故也。

8. 太阳病，头痛至七日以上自愈者，以行其经尽故也。若欲作再经者，针足阳明，使经不传则愈。

9. 太阳病，欲解时，从巳至未上。

10. 风家，表解而不了了者，十二日愈。

11. 病人身大热，反欲得衣者，热在皮肤，寒在骨髓也；身大寒，反不欲近衣者，寒在皮肤，热在骨髓也。

12. 太阳中风，阳浮而阴弱，阳浮者热自发，阴弱者汗自出，啬啬恶寒，淅淅恶风，翕翕发热，鼻鸣干呕者，桂枝汤主之。

13. 太阳病，头痛发热，汗出恶风，桂枝汤主之。

14. 太阳病，项背强，反汗出恶风者，桂枝加葛根汤主之。

15. 太阳病，下之，其气上冲者，可与桂枝汤，方用前法。若不上冲者，不得与之。

16. 太阳病三日，已发汗，若吐、若下、若温针，仍不解者，此为坏病，桂枝不中与之也。观其脉证，知犯何逆，随证治之。桂枝本为解肌，若其人脉浮紧，发热，汗不出者，不可与之也，常须识此，勿令误也。

17. 若酒客病，不可与桂枝汤，得之则呕，以酒客不喜甘故也。

18. 喘家作，桂枝汤加厚朴杏子佳。

19. 凡服桂枝汤吐者，其后必吐脓血也。

20. 太阳病，发汗，遂漏不止，其人恶风，小便难，四肢微急，难以屈伸者，桂枝加附子汤主之。

21. 太阳病，下之后，脉促，胸满者，桂枝去芍药汤主之。

22. 若微寒者，桂枝去芍药加附子汤主之。

23. 太阳病，得之八九日，如疟状，发热恶寒，热多寒少，其人不呕，清便欲自可，一日二三度发。脉微缓者，为欲愈也；脉微而恶寒者，此阴阳俱虚，不可更发汗、更下、更吐也；面色反有热色者，未欲解也，以其不能得小汗出，身必痒，宜桂枝麻黄各半汤。

24. 太阳病，初服桂枝汤，反烦不解者，先刺风池、风府，却与桂枝汤则愈。

25.服桂枝汤，大汗出，脉洪大者，与桂枝汤，如前法。若形似疟，一日再发者，汗出必解，宜桂枝二麻黄一汤。

26.服桂枝汤，大汗出后，大烦渴不解，脉洪大者，白虎加人参汤主之。

27.太阳病，发热恶寒，热多寒少，脉微弱者，此无阳也，不可发汗。宜桂枝二越婢一汤。

28.服桂枝汤，或下之，仍头项强痛，翕翕发热，无汗，心下满，微痛，小便不利者，桂枝去桂加茯苓白术汤主之。

29.伤寒，脉浮，自汗出，小便数，心烦，微恶寒，脚挛急，反与桂枝欲攻其表，此误也。得之便厥，咽中干，烦躁，吐逆者，作甘草干姜汤与之，以复其阳。若厥愈足温者，更作芍药甘草汤与之，其脚即伸。若胃气不和，谵语者，少与调胃承气汤。若重发汗，复加烧针者，四逆汤主之。

30.问曰：证象阳旦，按法治之而增剧，厥逆，咽中干，两胫拘急而谵语。师曰：言夜半手足当温，两脚当伸，后如师言。何以知此？答曰：寸口脉浮而大，浮为风，大为虚，风则生微热，虚则两胫挛。病形象桂枝，因加附子参其间，增桂令汗出，附子温经，亡阳故也。厥逆，咽中干，烦躁，阳明内结，谵语烦乱，更饮甘草干姜汤。夜半阳气还，两足当热，胫尚微拘急，重与芍药甘草汤，尔乃胫伸，以承气汤微溏，则止其谵语，故知病可愈。

31.太阳病，项背强，无汗恶风，葛根汤主之。

32. 太阳与阳明合病者，必自下利，葛根汤主之。

33. 太阳与阳明合病，不下利，但呕者，葛根加半夏汤主之。

34. 太阳病，桂枝证，医反下之，利遂不止，脉促者，表未解也。喘而汗出者，葛根黄芩黄连汤主之。

35. 太阳病，头痛，发热，身疼，腰痛，骨节疼痛，恶风，无汗而喘者，麻黄汤主之。

36. 太阳与阳明合病，喘而胸满者，不可下，宜麻黄汤。

37. 太阳病，十日以去，脉浮细而嗜卧者，外已解也。设胸满胁痛者，与小柴胡汤；脉但浮者，与麻黄汤。

38. 太阳中风，脉浮紧，发热恶寒，身疼痛，不汗出而烦躁者，大青龙汤主之。若脉微弱，汗出恶风者，不可服之，服之则厥逆，筋惕肉瞤，此为逆也。

39. 伤寒，脉浮缓，身不疼，但重，乍有轻时，无少阴证者，大青龙汤发之。

40. 伤寒，表不解，心下有水气，干呕，发热而咳，或渴，或利，或噎，或小便不利，少腹满，或喘者，小青龙汤主之。

41. 伤寒，心下有水气，咳而微喘，发热不渴，服汤已，渴者，此寒去欲解也，小青龙汤主之。

42. 太阳病，外证未解，脉浮弱者，当以汗解，宜桂枝汤。

43. 太阳病，下之微喘者，表未解故也，桂枝加厚朴杏子汤主之。

44. 太阳病，外证未解，不可下也，下之为逆。欲解外者，宜桂枝汤。

45. 太阳病，先发汗不解，而复下之，脉浮者不愈。浮为在外，而反下之，故令不愈。今脉浮，故在外，当须解外则愈，宜桂枝汤。

46. 太阳病，脉浮紧，无汗发热，身疼痛，八九日不解，表证仍在，此当发其汗。服药已微除，其人发烦目瞑，剧者必衄，衄乃解。所以然者，阳气重故也。麻黄汤主之。

47. 太阳病，脉浮紧，发热，身无汗，自衄者愈。

48. 二阳并病，太阳初得病时，发其汗，汗先出不彻，因转属阳明，续自微汗出，不恶寒。若太阳病证不罢者，不可下，下之为逆，如此可小发汗。设面色缘缘正赤者，阳气怫郁在表，当解之、熏之。若发汗不彻，不足言，阳气怫郁不得越，当汗不汗，其人躁烦，不知痛处，乍在腹中，乍在四肢，按之不可得，其人短气，但坐，以汗出不彻故也，更发汗则愈。何以知汗出不彻？以脉涩，故知也。

49. 脉浮数者，法当汗出而愈。若下之，身重心悸者，不可发汗，当自汗出乃解。所以然者，尺中脉微，此里虚，须表里实，津液自和，便自汗出愈。

50. 脉浮紧者，法当身疼痛，宜以汗解之，假令尺中迟者，不可发汗。何以知然？以荣气不足，血少故也。

51. 脉浮者，病在表，可发汗，宜麻黄汤。

52. 脉浮而数者，可发汗，宜麻黄汤。

53. 病常自汗出者，此为荣气和，荣气和者，外不谐，以卫气不共荣气谐和故尔。以荣行脉中，卫行脉外，复发其汗，荣卫和则愈，宜桂枝汤。

54.病人藏无他病，时发热，自汗出，而不愈者，此卫气不和也。先其时发汗则愈，宜桂枝汤。

55.伤寒，脉浮紧，不发汗，因致衄者，麻黄汤主之。

56.伤寒，不大便六七日，头痛有热者，与承气汤。其小便清者，知不在里，仍在表也，当须发汗。若头痛者，必衄，宜桂枝汤。

57.伤寒，发汗已解，半日许复烦，脉浮数者，可更发汗，宜桂枝汤。

58.凡病，若发汗，若吐，若下，若亡血、亡津液，阴阳自和者，必自愈。

59.大下之后，复发汗，小便不利者，亡津液故也。勿治之，得小便利，必自愈。

60.下之后，复发汗，必振寒，脉微细。所以然者，以内外俱虚故也。

61.下之后，复发汗，昼日烦躁不得眠，夜而安静，不呕，不渴，无表证，脉沉微，身无大热者，干姜附子汤主之。

62.发汗后，身疼痛，脉沉迟者，桂枝加芍药生姜各一两人参三两新加汤主之。

63.发汗后，不可更行桂枝汤。汗出而喘，无大热者，可与麻黄杏仁甘草石膏汤。

64.发汗过多，其人叉手自冒心，心下悸，欲得按者，桂枝甘草汤主之。

65.发汗后，其人脐下悸者，欲作奔豚，茯苓桂枝甘草大枣汤主之。

66. 发汗后，腹胀满者，厚朴生姜半夏甘草人参汤主之。

67. 伤寒，若吐，若下后，心下逆满，气上冲胸，起则头眩，脉沉紧，发汗则动经，身为振振摇者，茯苓桂枝白术甘草汤主之。

68. 发汗，病不解，反恶寒者，虚故也，芍药甘草附子汤主之。

69. 发汗，若下之，病仍不解，烦躁者，茯苓四逆汤主之。

70. 发汗后，恶寒者，虚故也。不恶寒，但热者，实也，当和胃气，与调胃承气汤。

71. 太阳病，发汗后，大汗出，胃中干，烦躁不得眠，欲得饮水者，少少与饮之，令胃气和则愈。若脉浮，小便不利，微热，消渴者，五苓散主之。

72. 发汗已，脉浮数，烦渴者，五苓散主之。

73. 伤寒，汗出而渴者，五苓散主之；不渴者，茯苓甘草汤主之。

74. 中风发热，六七日不解而烦，有表里证，渴欲饮水，水入则吐者，名曰水逆，五苓散主之。

75. 未持脉时，病人叉手自冒心，师因教试令咳而不咳者，此必两耳聋无闻也。所以然者，以重发汗，虚故如此。发汗后，饮水多必喘，以水灌之亦喘。

76. 发汗后，水药不得入口为逆，若更发汗，必吐下不止。发汗、吐下后，虚烦不得眠，若剧者，必反覆颠倒，心中懊侬，栀子豉汤主之。若少气者，栀子甘草豉汤主之。若呕者，栀子生姜豉汤主之。

77. 发汗，若下之，而烦热，胸中窒者，栀子豉汤主之。

78. 伤寒五六日，大下之后，身热不去，心中结痛者，未欲解也，栀子豉汤主之。

79. 伤寒下后，心烦腹满，卧起不安者，栀子厚朴汤主之。

80. 伤寒，医以丸药大下之，身热不去，微烦者，栀子干姜汤主之。

81. 凡用栀子汤，病人旧微溏者，不可与服之。

82. 太阳病，发汗，汗出不解，其人仍发热，心下悸，头眩，身𥆧动，振振欲擗地者，真武汤主之。

83. 咽喉干燥者，不可发汗。

84. 淋家，不可发汗，发汗必便血。

85. 疮家，虽身疼痛，不可发汗，汗出则痉。

86. 衄家，不可发汗，汗出必额上陷脉急紧，直视不能眴，不得眠。

87. 亡血家，不可发汗，发汗则寒栗而振。

88. 汗家，重发汗，必恍惚心乱，小便已阴疼，与禹余粮丸。

89. 病人有寒，复发汗，胃中冷，必吐蛔。

90. 本发汗，而复下之，此为逆也。若先发汗，治不为逆。本先下之，而反汗之，为逆；若先下之，治不为逆。

91. 伤寒，医下之，续得下利清谷不止，身疼痛者，急当救里；后身疼痛，清便自调者，急当救表。救里宜四逆汤，救表宜桂枝汤。

92.病发热头痛，脉反沉，若不差，身体疼痛，当救其里，四逆汤方。

93.太阳病，先下而不愈，因复发汗，以此表里俱虚，其人因致冒，冒家汗出自愈。所以然者，汗出表和故也。里未和，然后复下之。

94.太阳病未解，脉阴阳俱停，必先振栗汗出而解。但阳脉微者，先汗出而解。但阴脉微者，下之而解。若欲下之，宜调胃承气汤。

95.太阳病，发热汗出者，此为荣弱卫强，故使汗出，欲救邪风者，宜桂枝汤。

96.伤寒五六日，中风，往来寒热，胸胁苦满，嘿嘿不欲饮食，心烦喜呕，或胸中烦而不呕，或渴，或腹中痛，或胁下痞硬，或心下悸、小便不利，或不渴、身有微热，或咳者，小柴胡汤主之。

97.血弱气尽，腠理开，邪气因入，与正气相搏，结于胁下。正邪分争，往来寒热，休作有时，嘿嘿不欲饮食。藏府相连，其痛必下，邪高痛下，故使呕也，小柴胡汤主之。服柴胡汤已，渴者属阳明，以法治之。

98.得病六七日，脉迟浮弱，恶风寒，手足温。医二三下之，不能食，而胁下满痛，面目及身黄，颈项强，小便难者，与柴胡汤，后必下重。本渴饮水而呕者，柴胡汤不中与之也，食谷者哕。

99.伤寒四五日，身热恶风，颈项强，胁下满，手足温而渴者，小柴胡汤主之。

100.伤寒，阳脉涩，阴脉弦，法当腹中急痛，先与小建中汤；不差者，小柴胡汤主之。

101. 伤寒中风，有柴胡证，但见一证便是，不必悉具。凡柴胡汤病证而下之，若柴胡证不罢者，复与柴胡汤，必蒸蒸而振，却复发热汗出而解。

102. 伤寒二三日，心中悸而烦者，小建中汤主之。

103. 太阳病，过经十余日，反二三下之，后四五日，柴胡证仍在者，先与小柴胡。呕不止，心下急，郁郁微烦者，为未解也，与大柴胡汤，下之则愈。

104. 伤寒，十三日不解，胸胁满而呕，日晡所发潮热，已而微利。此本柴胡证，下之以不得利，今反利者，知医以丸药下之，此非其治也。潮热者，实也。先宜服小柴胡汤以解外，后以柴胡加芒硝汤主之。

105. 伤寒十三日，过经谵语者，以有热也，当以汤下之。若小便利者，大便当硬，而反下利，脉调和者，知医以丸药下之，非其治也。若自下利者，脉当微厥，今反和者，此为内实也，调胃承气汤主之。

106. 太阳病不解，热结膀胱，其人如狂，血自下，下者愈。其外不解者，尚未可攻，当先解其外。外解已，但少腹急结者，乃可攻之，宜桃核承气汤。

107. 伤寒八九日，下之，胸满烦惊，小便不利，谵语，一身尽重，不可转侧者，柴胡加龙骨牡蛎汤主之。

108. 伤寒，腹满谵语，寸口脉浮而紧，此肝乘脾也，名曰纵，刺期门。

109. 伤寒发热，啬啬恶寒，大渴欲饮水，其腹必满；自汗出，小便利，其病欲解。此肝乘肺也，名曰横，刺期门。

110. 太阳病，二日反躁，凡熨其背而大汗出，大热入胃，胃中水竭，躁烦，必发谵语；十余日，振栗自下利者，此为欲解也。故其汗从腰以下不得汗，欲小便不得，反呕，欲失溲，足下恶风，大便硬，小便当数，而反不数及不多，大便已，头卓然而痛，其人足心必热，谷气下流故也。

111. 太阳病中风，以火劫发汗。邪风被火热，血气流溢，失其常度，两阳相熏灼，其身发黄。阳盛则欲衄，阴虚小便难。阴阳俱虚竭，身体则枯燥，但头汗出，剂颈而还。腹满微喘，口干咽烂，或不大便，久则谵语，甚者至哕，手足躁扰，捻衣摸床。小便利者，其人可治。

112. 伤寒脉浮，医以火迫劫之，亡阳，必惊狂，卧起不安者，桂枝去芍药加蜀漆牡蛎龙骨救逆汤主之。

113. 形作伤寒，其脉不弦紧而弱。弱者必渴，被火必谵语。弱者，发热脉浮，解之当汗出愈。

114. 太阳病，以火熏之，不得汗，其人必躁，到经不解，必清血，名为火邪。

115. 脉浮，热甚，而反灸之，此为实。实以虚治，因火而动，必咽燥吐血。

116. 微数之脉，慎不可灸。因火为邪，则为烦逆；追虚逐实，血散脉中；火气虽微，内攻有力，焦骨伤筋，血难复也。脉浮，宜以汗解，用火灸之，邪无从出，因火而盛，病从腰以下，必重而痹，名火逆也。欲自解者，必当先烦，烦乃有汗而解。何以知之？脉浮，故知汗出解。

117. 烧针令其汗，针处被寒，核起而赤者，必发奔豚。气从少腹上冲心者，灸其核上各一壮，与桂枝加桂汤，更加桂二两也。

118. 火逆，下之，因烧针烦躁者，桂枝甘草龙骨牡蛎汤主之。

119. 太阳伤寒者，加温针必惊也。

120. 太阳病，当恶寒发热，今自汗出，反不恶寒发热，关上脉细数者，以医吐之过也。一二日吐之者，腹中饥，口不能食；三四日吐之者，不喜糜粥，欲食冷食，朝食暮吐，以医吐之所致也，此为小逆。

121. 太阳病吐之，但太阳病当恶寒，今反不恶寒，不欲近衣，此为吐之内烦也。

122. 病人脉数，数为热，当消谷引食，而反吐者，此以发汗，令阳气微，膈气虚，脉乃数也。数为客热，不能消谷。以胃中虚冷，故吐也。

123. 太阳病，过经十余日，心下温温欲吐，而胸中痛，大便反溏，腹微满，郁郁微烦。先此时自极吐下者，与调胃承气汤；若不尔者，不可与；但欲呕，胸中痛，微溏者，此非柴胡汤证，以呕故知极吐下也，调胃承气汤。

124. 太阳病六七日，表证仍在，脉微而沉，反不结胸，其人发狂者，以热在下焦，少腹当硬满，小便自利者，下血乃愈。所以然者，以太阳随经，瘀热在里故也，抵当汤主之。

125. 太阳病，身黄，脉沉结，少腹硬，小便不利者，为无血也。小便自利，其人如狂者，血证谛也，抵当汤主之。

126. 伤寒有热，少腹满，应小便不利，今反利者，为有血也，当下之，不可余药，宜抵当丸。

127. 太阳病，小便利者，以饮水多，必心下悸；小便少者，必苦里急也。

128.问曰：病有结胸，有藏结，其状何如？答曰：按之痛，寸脉浮，关脉沉，名曰结胸也。

129.何谓藏结？答曰：如结胸状，饮食如故，时时下利，寸脉浮，关脉小细沉紧，名曰藏结。舌上白胎滑者，难治。

130.藏结，无阳证，不往来寒热，其人反静，舌上胎滑者，不可攻也。

131.病发于阳，而反下之，热入因作结胸；病发于阴，而反下之，因作痞也。所以成结胸者，以下之太早故也。结胸者，项亦强，如柔痉状，下之则和，宜大陷胸丸。

132.结胸证，其脉浮大者，不可下，下之则死。

133.结胸证悉具，烦躁者亦死。

134.太阳病，脉浮而动数，浮则为风，数则为热，动则为痛，数则为虚。头痛发热，微盗汗出，而反恶寒者，表未解也。医反下之，动数变迟，膈内拒痛；胃痛发热，微盗汗出，而反恶寒者，表未解也。医反下之，动数变迟，膈内拒痛；胃中空虚，客气动膈，短气躁烦，心中懊恼；阳气内陷，心下因硬，则为结胸，大陷胸汤主之。若不结胸，但头汗出，余处无汗，剂颈而还，小便不利，身必发黄。

135.伤寒六七日，结胸热实，脉沉而紧，心下痛，按之石硬者，大陷胸汤主之。

136.伤寒十余日，热结在里，复往来寒热者，与大柴胡汤。但结胸，无大热者，此为水结在胸胁也。但头微汗出者，大陷胸汤主之。

137．太阳病，重发汗而复下之，不大便五六日，舌上燥而渴，日晡所小有潮热，从心下至少腹硬满而痛不可近者，大陷胸汤主之。

138．小结胸病，正在心下，按之则痛，脉浮滑者，小陷胸汤主之。

139．太阳病，二三日，不能卧，但欲起，心下必结，脉微弱者，此本有寒分也。反下之，若利止，必作结胸；未止者，四日复下之，此作协热利也。

140．太阳病，下之，其脉促，不结胸者，此为欲解也；脉浮者，必结胸；脉紧者，必咽痛；脉弦者，必两胁拘急；脉细数者，头痛未止；脉沉紧者，必欲呕；脉沉滑者，协热利；脉浮滑者，必下血。

141．病在阳，应以汗解之，反以冷水潠之，若灌之，其热被劫不得去，弥更益烦，肉上粟起，意欲饮水，反不渴者，服文蛤散。若不差者，与五苓散。寒实结胸，无热证者，与三物小陷胸汤，白散亦可服。

142．太阳与少阳并病，头项强痛，或眩冒，时如结胸，心下痞硬者，当刺大椎第一间、肺俞、肝俞，慎不可发汗。发汗则谵语、脉弦，五日谵语不止，当刺期门。

143．妇人中风，发热恶寒，经水适来，得之七八日，热除而脉迟身凉，胸胁下满，如结胸状，谵语者，此为热入血室也。当刺期门，随其实而取之。

144．妇人中风，七八日续得寒热，发作有时，经水适断者，此为热入血室。其血必结，故使如疟状，发作有时，小柴胡汤主之。

145.妇人伤寒，发热，经水适来，昼日明了，暮则谵语，如见鬼状者，此为热入血室，无犯胃气及上二焦，必自愈。

146.伤寒六七日，发热，微恶寒，支节烦疼，微呕，心下支结，外证未去者，柴胡桂枝汤主之。

147.伤寒五六日，已发汗而复下之，胸胁满微结，小便不利，渴而不呕，但头汗出，往来寒热，心烦者，此为未解也，柴胡桂枝干姜汤主之。

148.伤寒五六日，头汗出，微恶寒，手足冷，心下满，口不欲食，大便硬，脉细者，此为阳微结，必有表，复有里也。脉沉，亦在里也。汗出，为阳微；假令纯阴结，不得复有外证，悉入在里，此为半在里半在外也。脉虽沉紧，不得为少阴病。所以然者，阴不得有汗，今头汗出，故知非少阴也，可与小柴胡汤。设不了了者，得屎而解。

149.伤寒五六日，呕而发热者，柴胡汤证具，而以他药下之，柴胡证仍在者，复与柴胡汤。此虽已下之，不为逆，必蒸蒸而振，却发热汗出而解。若心下满而硬痛者，此为结胸也，大陷胸汤主之。但满而不痛者，此为痞，柴胡不中与之，宜半夏泻心汤。

150.太阳、少阳并病，而反下之，成结胸，心下硬，下利不止，水浆不下，其人心烦。

151.脉浮而紧，而复下之，紧反入里，则作痞。按之自濡，但气痞耳。

152.太阳中风，下利呕逆，表解者，乃可攻之。其人漐漐汗出，发作有时，头痛，心下痞硬满，引胁下痛，干呕短气，汗出不恶寒者，此表解里未和也。十枣汤主之。

153. 太阳病，医发汗，遂发热恶寒，因复下之，心下痞，表里俱虚，阴阳气并竭，无阳则阴独，复加烧针，因胸烦，面色青黄，肤润者，难治；今色微黄，手足温者，易愈。

154. 心下痞，按之濡，其脉关上浮者，大黄黄连泻心汤主之。

155. 心下痞，而复恶寒汗出者，附子泻心汤主之。

156. 本以下之，故心下痞，与泻心汤，痞不解，其人渴而口燥烦，小便不利者，五苓散主之。一方云，忍之一日乃愈。

157. 伤寒汗出，解之后，胃中不和，心下痞硬，干噫食臭，胁下有水气，腹中雷鸣，下利者，生姜泻心汤主之。

158. 伤寒中风，医反下之，其人下利，日数十行，谷不化，腹中雷鸣，心下痞硬而满，干呕，心烦不得安。医见心下痞，谓病不尽，复下之，其痞益甚。此非结热，但以胃中虚，客气上逆，故使硬也。甘草泻心汤主之。

159. 伤寒服汤药，下利不止，心下痞硬，服泻心汤已，复以他药下之，利不止。医以理中与之，利益甚。理中者，理中焦，此利在下焦，赤石脂禹余粮汤主之。复不止者，当利其小便。

160. 伤寒吐下后，发汗，虚烦，脉甚微，八九日心下痞硬，胁下痛，气上冲咽喉，眩冒，经脉动惕者，久而成痿。

161. 伤寒发汗，若吐、若下，解后，心下痞硬，噫气不除者，旋覆代赭汤主之。

162.下后，不可更行桂枝汤。若汗出而喘，无大热者，可与麻黄杏子甘草石膏汤。

163.太阳病，外证未除，而数下之，遂协热而利，利下不止，心下痞硬，表里不解者，桂枝人参汤主之。

164.伤寒，大下后复发汗，心下痞，恶寒者，表未解也。不可攻痞，当先解表，表解乃可攻痞。解表宜桂枝汤，攻痞宜大黄黄连泻心汤。

165.伤寒发热，汗出不解，心中硬痞，呕吐而下利者，大柴胡汤主之。

166.病如桂枝证，头不痛，项不强，寸脉微浮，胸中痞硬，气上冲喉咽不得息者，此为胸有寒也。当吐之，宜瓜蒂散。

167.病胁下素有痞，连在脐旁，痛引少腹，入阴筋者，此名藏结，死。

168.伤寒，若吐、若下后，七八日不解，热结在里，表里俱热，时时恶风，大渴，舌上干燥而烦，欲饮水数升者，白虎加人参汤主之。

169.伤寒无大热，口燥渴，心烦，背微恶寒者，白虎加人参汤主之。

170.伤寒脉浮，发热无汗，其表不解，不可与白虎汤。渴欲饮水，无表证者，白虎加人参汤主之。

171.太阳、少阳并病，心下硬，颈项强而眩者，当刺大椎、肺俞、肝俞，慎勿下之。

172.太阳与少阳合病，自下利者，与黄芩汤。若呕者，黄芩加半夏生姜汤主之。

173. 伤寒，胸中有热，胃中有邪气，腹中痛，欲呕吐者，黄连汤主之。

174. 伤寒八九日，风湿相搏，身体疼烦，不能自转侧，不呕，不渴，脉浮虚而涩者，桂枝附子汤主之。若其人大便硬，小便自利者，去桂加白术汤主之。

175. 风湿相搏，骨节疼烦，掣痛不得屈伸，近之则痛剧，汗出短气，小便不利，恶风不欲去衣，或身微肿者，甘草附子汤主之。

176. 伤寒，脉浮滑，此以表有热，里有寒，白虎汤主之。

177. 伤寒，脉结代，心动悸，炙甘草汤主之。

178. 脉按之来缓，时一止复来者，名曰结。又脉来动而中止，更来小数，中有还者反动，名曰结，阴也；脉来动而中止，不能自还，因而复动者，名曰代，阴也。得此脉者，必难治。

辨阳明病脉证并治

179. 问曰：病有太阳阳明，有正阳阳明，有少阳阳明，何谓也？答曰：太阳阳明者，脾约是也；正阳阳明者，胃家实是也；少阳阳明者，发汗、利小便已，胃中燥烦实，大便难是也。

180. 阳明之为病，胃家实是也。

181. 问曰：何缘得阳明病？答曰：太阳病，若发汗，若下，若利小便，此亡津液，胃中干燥，因转属阳明。不更衣，内实，大便难者，此名阳明也。

182. 问曰：阳明病外证云何？答曰：身热，汗自出，不恶寒，反恶热也。

183.问曰：病有得之一日，不发热而恶寒者，何也？答曰：虽得之一日，恶寒将自罢，即自汗出而恶热也。

184.问曰：恶寒何故自罢？答曰：阳明居中，主土也，万物所归，无所复传。始虽恶寒，二日自止，此为阳明病也。

185.本太阳，初得病时，发其汗，汗先出不彻，因转属阳明也。伤寒，发热无汗，呕不能食，而反汗出濈濈然者，是转属阳明也。

186.伤寒三日，阳明脉大。

187.伤寒，脉浮而缓，手足自温者，是为系在太阴。太阴者，身当发黄，若小便自利者，不能发黄。至七八日大便硬者，为阳明病也。

188.伤寒转系阳明者，其人濈然微汗出也。

189.阳明中风，口苦咽干，腹满微喘，发热恶寒，脉浮而紧，若下之，则腹满小便难也。

190.阳明病，若能食，名中风；不能食，名中寒。

191.阳明病，若中寒者，不能食，小便不利，手足濈然汗出，此欲作固瘕，必大便初硬后溏。所以然者，以胃中冷，水谷不别故也。

192.阳明病，初欲食，小便反不利，大便自调，其人骨节疼，翕翕如有热状，奄然发狂，濈然汗出而解者，此水不胜谷气，与汗共并，脉紧则愈。

193.阳明病欲解时，从申至戌上。

194.阳明病，不能食，攻其热必哕。所以然者，胃中虚冷故也。以其人本虚，攻其热必哕。

195. 阳明病，脉迟，食难用饱。饱则微烦头眩，必小便难，此欲作谷瘅，虽下之，腹满如故。所以然者，脉迟故也。

196. 阳明病，法多汗，反无汗，其身如虫行皮中状者，此以久虚故也。

197. 阳明病，反无汗，而小便利，二三日呕而咳，手足厥者，必苦头痛；若不咳不呕，手足不厥者，头不痛。

198. 阳明病，但头眩，不恶寒，故能食而咳，其人咽必痛；若不咳者，咽不痛。

199. 阳明病，无汗，小便不利，心中懊侬者，身必发黄。

200. 阳明病，被火，额上微汗出，而小便不利者，必发黄。

201. 阳明病，脉浮而紧者，必潮热，发作有时；但浮者，必盗汗出。

202. 阳明病，口燥，但欲漱水不欲咽者，此必衄。

203. 阳明病，本自汗出，医更重发汗，病已差，尚微烦不了了者，此必大便硬故也。以亡津液，胃中干燥，故令大便硬。当问其小便日几行，若本小便日三四行，今日再行，故知大便不久出。今为小便数少，以津液当还入胃中，故知不久必大便也。

204. 伤寒呕多，虽有阳明证，不可攻之。

205. 阳明病，心下硬满者，不可攻之。攻之，利遂不止者死，利止者愈。

206. 阳明病，面合色赤，不可攻之。必发热，色黄者，小便不利也。

207.阳明病，不吐不下，心烦者，可与调胃承气汤。

208.阳明病，脉迟，虽汗出不恶寒者，其身必重，短气，腹满而喘，有潮热者，此外欲解，可攻里也。手足濈然汗出者，此大便已硬也，大承气汤主之。若汗多，微发热恶寒者，外未解也，其热不潮，未可与承气汤。若腹大满不通者，可与小承气汤，微和胃气，勿令至大泄下。

209.阳明病，潮热，大便微硬者，可与大承气汤；不硬者，不可与之。若不大便六七日，恐有燥屎，欲知之法，少与小承气汤，汤入腹中，转矢气者，此有燥屎也，乃可攻之；若不转矢气者，此但初头硬，后必溏，不可攻之，攻之必胀满不能食也。欲饮水者，与水则哕。其后发热者，必大便复硬而少也，以小承气汤和之；不转矢气者，慎不可攻也。

210.夫实则谵语，虚则郑声。郑声者，重语也；直视、谵语、喘满者死，下利者亦死。

211.发汗多，若重发汗者，亡其阳，谵语。脉短者死，脉自和者不死。

212.伤寒，若吐、若下后不解，不大便五六日，上至十余日，日晡所发潮热，不恶寒，独语如见鬼状。若剧者，发则不识人，循衣摸床，惕而不安，微喘直视，脉弦者生，涩者死。微者，但发热谵语者，大承气汤主之。若一服利，则止后服。

213.阳明病，其人多汗，以津液外出，胃中燥，大便必硬，硬则谵语，小承气汤主之。若一服谵语止者，更莫复服。

214.阳明病，谵语，发潮热，脉滑而疾者，小承气汤主之。因与承气汤一升，腹中转矢气者，更服一升；若不转矢气者，勿更与之。明日又不大便，脉反微涩者，里虚也，为难治，不可更与承气汤也。

215. 阳明病，谵语，有潮热，反不能食者，胃中必有燥屎五六枚也；若能食者，但硬耳，宜大承气汤下之。

216. 阳明病，下血谵语者，此为热入血室。但头汗出者，刺期门，随其实而泻之，濈然汗出则愈。

217. 汗出谵语者，以有燥屎在胃中，此为风也。须下者，过经乃可下之；下之若早，语言必乱，以表虚里实故也。下之愈，宜大承气汤。

218. 伤寒四五日，脉沉而喘满。沉为在里，而反发其汗，津液越出，大便为难，表虚里实，久则谵语。

219. 三阳合病，腹满身重，难以转侧，口不仁，面垢，谵语，遗尿。发汗则谵语。下之则额上生汗，手足逆冷。若自汗出者，白虎汤主之。

220. 二阳并病，太阳证罢，但发潮热，手足漐漐汗出，大便难而谵语者，下之则愈，宜大承气汤。

221. 阳明病，脉浮而紧，咽燥口苦，腹满而喘，发热汗出，不恶寒反恶热，身重。若发汗则躁，心愦愦反谵语；若加温针，必怵惕，烦躁不得眠；若下之，则胃中空虚，客气动膈，心中懊恼。舌上胎者，栀子豉汤主之。

222. 若渴欲饮水，口干舌燥者，白虎加人参汤主之。

223. 若脉浮，发热，渴欲饮水，小便不利者，猪苓汤主之。

224. 阳明病，汗出多而渴者，不可与猪苓汤。以汗多胃中燥，猪苓汤复利其小便故也。

225. 脉浮而迟，表热里寒，下利清谷者，四逆汤主之。

226. 若胃中虚冷，不能食者，饮水则哕。

227. 脉浮发热，口干鼻燥，能食者则衄。

228. 阳明病，下之，其外有热，手足温，不结胸，心中懊侬，饥不能食，但头汗出者，栀子豉汤主之。

229. 阳明病，发潮热，大便溏，小便自可，胸胁满不去者，与小柴胡汤。

230. 阳明病，胁下硬满，不大便而呕，舌上白胎者，可与小柴胡汤。上焦得通，津液得下，胃气因和，身濈然汗出而解。

231. 阳明中风，脉弦浮大而短气，腹都满，胁下及心痛，久按之气不通，鼻干，不得汗，嗜卧，一身及目悉黄，小便难，有潮热，时时哕，耳前后肿，刺之小差。外不解，病过十日，脉续浮者，与小柴胡汤。

232. 脉但浮，无余证者，与麻黄汤。若不尿，腹满加哕者，不治。

233. 阳明病，自汗出，若发汗，小便自利者，此为津液内竭，虽硬不可攻之，当须自欲大便，宜蜜煎导而通之；若土瓜根及大猪胆汁，皆可为导。

234. 阳明病，脉迟，汗出多，微恶寒者，表未解也，可发汗，宜桂枝汤。

235. 阳明病，脉浮，无汗而喘者，发汗则愈，宜麻黄汤。

236. 阳明病，发热汗出者，此为热越，不能发黄也。但头汗出，身无汗，剂颈而还，小便不利，渴饮水浆者，此为瘀热在里，身必发黄，茵陈蒿汤主之。

237.阳明证，其人喜忘者，必有蓄血。所以然者，本有久瘀血，故令喜忘。屎虽硬，大便反易，其色必黑者，宜抵当汤下之。

238.阳明病，下之，心中懊恼而烦，胃中有燥屎者，可攻。腹微满，初头硬，后必溏，不可攻之。若有燥屎者，宜大承气汤。

239.病人不大便五六日，绕脐痛，烦躁，发作有时者，此有燥屎，故使不大便也。

240.病人烦热，汗出则解，又如疟状，日晡所发热者，属阳明也。脉实者，宜下之；脉浮虚者，宜发汗。下之与大承气汤，发汗宜桂枝汤。

241.大下后，六七日不大便，烦不解，腹满痛者，此有燥屎也。所以然者，本有宿食故也，宜大承气汤。

242.病人小便不利，大便乍难乍易，时有微热，喘冒不能卧者，有燥屎也，宜大承气汤。

243.食谷欲呕，属阳明也，吴茱萸汤主之。得汤反剧者，属上焦也。

244.太阳病，寸缓、关浮、尺弱，其人发热汗出，复恶寒，不呕，但心下痞者，此以医下之也。如其不下者，病人不恶寒而渴者，此转属阳明也。小便数者，大便必硬，不更衣十日，无所苦也。渴欲饮水，少少与之，但以法救之。渴者，宜五苓散。

245.脉阳微，而汗出少者，为自和也；汗出多者，为太过；阳脉实，因发其汗，出多者，亦为太过。太过者，为阳绝于里，亡津液，大便因硬也。

246. 脉浮而芤，浮为阳，芤为阴；浮芤相搏，胃气生热，其阳则绝。

247. 趺阳脉浮而涩，浮则胃气强，涩则小便数，浮涩相搏，大便则硬，其脾为约，麻子仁丸主之。

248. 太阳病三日，发汗不解，蒸蒸发热者，属胃也，调胃承气汤主之。

249. 伤寒吐后，腹胀满者，与调胃承气汤。

250. 太阳病，若吐、若下、若发汗后，微烦，小便数，大便因硬者，与小承气汤和之愈。

251. 得病二三日，脉弱，无太阳、柴胡证，烦躁，心下硬。至四五日，虽能食，以小承气汤，少少与，微和之，令小安。至六日，与承气汤一升。若不大便六七日，小便少者，虽不受食，但初头硬，后必溏，未定成硬，攻之必溏。须小便利，屎定硬，乃可攻之，宜大承气汤。

252. 伤寒六七日，目中不了了，睛不和，无表里证，大便难，身微热者，此为实也，急下之，宜大承气汤。

253. 阳明病，发热汗多者，急下之，宜大承气汤。

254. 发汗不解，腹满痛者，急下之，宜大承气汤。

255. 腹满不减，减不足言，当下之，宜大承气汤。

256. 阳明少阳合病，必下利。其脉不负者，为顺也；负者，失也。互相克贼，名为负也。脉滑而数者，有宿食也，当下之，宜大承气汤。

257. 病人无表里证，发热七八日，虽脉浮数者，可下之。假令已下，脉数不解，合热则消谷善饥，至六七日，不大便者，有瘀血，宜抵当汤。

258. 若脉数不解，而下不止，必协热便脓血也。

259. 伤寒发汗已，身目为黄。所以然者，以寒湿在里不解故也。以为不可下也，于寒湿中求之。

260. 伤寒七八日，身黄如橘子色，小便不利，腹微满者，茵陈蒿汤主之。

261. 伤寒，身黄发热，栀子柏皮汤主之。

262. 伤寒，瘀热在里，身必黄，麻黄连轺赤小豆汤主之。

辨少阳病脉证并治

263. 少阳之为病，口苦，咽干，目眩也。

264. 少阳中风，两耳无所闻，目赤，胸中满而烦者，不可吐下，吐下则悸而惊。

265. 伤寒，脉弦细，头痛发热者，属少阳。少阳不可发汗，发汗则谵语，此属胃。胃和则愈，胃不和，烦而悸。

266. 本太阳病不解，转入少阳者，胁下硬满，干呕不能食，往来寒热，尚未吐下，脉沉紧者，与小柴胡汤。

267. 若已吐下、发汗、温针，谵语，柴胡汤证罢，此为坏病。知犯何逆，以法治之。

268. 三阳合病，脉浮大，上关上，但欲眠睡，目合则汗。

269. 伤寒六七日，无大热，其人躁烦者，此为阳去入阴故也。

270. 伤寒三日，三阳为尽，三阴当受邪。其人反能食而不呕，此为三阴不受邪也。

271. 伤寒三日，少阳脉小者，欲已也。

272. 少阳病欲解时，从寅至辰上。

辨太阴病脉证并治

273. 太阴之为病，腹满而吐，食不下，自利益甚，时腹自痛。若下之，必胸下结硬。

274. 太阴中风，四肢烦疼，阳微阴涩而长者，为欲愈。

275. 太阴病，欲解时，从亥至丑上。

276. 太阴病，脉浮者，可发汗，宜桂枝汤。

277. 自利不渴者，属太阴，以其藏有寒故也。当温之，宜服四逆辈。

278. 伤寒，脉浮而缓，手足自温者，系在太阴。太阴当发身黄；若小便自利者，不能发黄。至七八日，虽暴烦下利，日十余行，必自止。以脾家实，腐秽当去故也。

279. 本太阳病，医反下之，因尔腹满时痛者，属太阴也，桂枝加芍药汤主之；大实痛者，桂枝加大黄汤主之。

280. 太阴为病，脉弱，其人续自便利，设当行大黄芍药者，宜减之，以其人胃气弱，易动故也。

辨少阴病脉证并治

281. 少阴之为病，脉微细，但欲寐也。

282. 少阴病，欲吐不吐，心烦，但欲寐，五六日自利而渴者，属少阴也。虚故引水自救。若小便色白者，少阴病形悉具。小便白者，以下焦虚有寒，不能制水，故令色白也。

283. 病人脉阴阳俱紧，反汗出者，亡阳也。此属少阴，法当咽痛而复吐利。

284. 少阴病，咳而下利，谵语者，被火气劫故也。小便必难，以强责少阴汗也。

285. 少阴病，脉细沉数，病为在里，不可发汗。

286. 少阴病，脉微，不可发汗，亡阳故也。阳已虚，尺脉弱涩者，复不可下之。

287. 少阴病，脉紧，至七八日自下利，脉暴微，手足反温，脉紧反去者，为欲解也。虽烦，下利，必自愈。

288. 少阴病，下利，若利自止，恶寒而蜷卧，手足温者，可治。

289. 少阴病，恶寒而蜷，时自烦，欲去衣被者，可治。

290. 少阴中风，脉阳微阴浮者，为欲愈。

291. 少阴病欲解时，从子至寅上。

292. 少阴病，吐利，手足不逆冷，反发热者，不死。脉不至者，灸少阴七壮。

293. 少阴病，八九日，一身手足尽热者，以热在膀胱，必便血也。

294. 少阴病，但厥无汗，而强发之，必动其血。未知从何道出，或从口鼻，或从目出者，是名下厥上竭，为难治。

295. 少阴病，恶寒，身蜷而利，手足逆冷者，不治。

296. 少阴病，吐利，躁烦，四逆者，死。

297. 少阴病，下利止而头眩，时时自冒者，死。

298. 少阴病，四逆，恶寒而身蜷，脉不至，不烦而躁者，死。

299. 少阴病，六七日，息高者，死。

300. 少阴病，脉微细沉，但欲卧，汗出不烦，自欲吐，至五六日自利，复烦躁不得卧寐者，死。

301. 少阴病，始得之，反发热，脉沉者，麻黄细辛附子汤主之。

302. 少阴病，得之二三日，麻黄附子甘草汤微发汗，以二三日无证，故微发汗也。

303. 少阴病，得之二三日以上，心中烦，不得卧，黄连阿胶汤主之。

304. 少阴病，得之一二日，口中和，其背恶寒者，当灸之，附子汤主之。

305. 少阴病，身体痛，手足寒，骨节痛，脉沉者，附子汤主之。

306. 少阴病，下利便脓血者，桃花汤主之。

307. 少阴病，二三日至四五日，腹痛，小便不利，下利不止，便脓血者，桃花汤主之。

308. 少阴病，下利便脓血者，可刺。

309. 少阴病，吐利，手足逆冷，烦躁欲死者，吴茱萸汤主之。

310. 少阴病，下利咽痛，胸满心烦，猪肤汤主之。

311. 少阴病，二三日，咽痛者，可与甘草汤；不差，与桔梗汤。

312. 少阴病，咽中伤，生疮，不能语言，声不出者，苦酒汤主之。

313. 少阴病，咽中痛，半夏散及汤主之。

314. 少阴病，下利，白通汤主之。

315.少阴病，下利，脉微者，与白通汤。利不止，厥逆无脉，干呕烦者，白通加猪胆汁汤主之。服汤脉暴出者死，微续者生。

316.少阴病，二三日不已，至四五日，腹痛，小便不利，四肢沉重疼痛，自下利者，此为有水气。其人或咳，或小便利，或下利，或呕者，真武汤主之。

317.少阴病，下利清谷，里寒外热，手足厥逆，脉微欲绝，身反不恶寒，其人面色赤，或腹痛，或干呕，或咽痛，或利止脉不出者，通脉四逆汤主之。

318.少阴病，四逆，其人或咳，或悸，或小便不利，或腹中痛，或泄利下重者，四逆散主之。

319.少阴病，下利六七日，咳而呕渴，心烦不得眠者，猪苓汤主之。

320.少阴病，得之二三日，口燥咽干者，急下之，宜大承气汤。

321.少阴病，自利清水，色纯青，心下必痛，口干燥者，可下之，宜大承气汤。

322.少阴病，六七日，腹胀，不大便者，急下之，宜大承气汤。

323.少阴病，脉沉者，急温之，宜四逆汤。

324.少阴病，饮食入口则吐，心中温温欲吐，复不能吐，始得之，手足寒，脉弦迟者，此胸中实，不可下也，当吐之。若膈上有寒饮，干呕者，不可吐也，当温之，宜四逆汤。

325.少阴病，下利，脉微涩，呕而汗出，必数更衣，反少者，当温其上，灸之。

辨厥阴病脉证并治

326. 厥阴之为病，消渴，气上撞心，心中疼热，饥而不欲食，食则吐蛔。下之利不止。

327. 厥阴中风，脉微浮为欲愈，不浮为未愈。

328. 厥阴病欲解时，从丑至卯上。

329. 厥阴病，渴欲饮水者，少少与之愈。

330. 诸四逆厥者，不可下之，虚家亦然。

331. 伤寒，先厥后发热而利者，必自止；见厥复利。

332. 伤寒，始发热六日，厥反九日而利。凡厥利者，当不能食；今反能食者，恐为除中，食以索饼。不发热者，知胃气尚在，必愈。恐暴热来出而复去也。后三日脉之，其热续在者，期之旦日夜半愈。所以然者，本发热六日，厥反九日，复发热三日，并前六日，亦为九日，与厥相应，故期之旦日夜半愈。后三日脉之而脉数，其热不罢者，此为热气有余，必发痈脓也。

333. 伤寒，脉迟六七日，而反与黄芩汤彻其热，脉迟为寒，今与黄芩汤复除其热，腹中应冷，当不能食；今反能食，此名除中，必死。

334. 伤寒，先厥后发热，下利必自止，而反汗出，咽中痛者，其喉为痹。发热无汗，而利必自止；若不止，必便脓血。便脓血者，其喉不痹。

335. 伤寒，一二日至四五日，厥者必发热，前热者后必厥。厥深者热亦深，厥微者热亦微。厥应下之，而反发汗者，必口伤烂赤。

336. 伤寒病，厥五日，热亦五日。设六日当复厥，不厥者自愈。厥终不过五日，以热五日，故知自愈。

337. 凡厥者，阴阳气不相顺接，便为厥。厥者，手足逆冷者是也。

338. 伤寒，脉微而厥，至七八日肤冷，其人躁无暂安时者，此为藏厥，非蛔厥也。蛔厥者，其人当吐蛔，今病者静而复时烦者，此为藏寒，蛔上入其膈，故烦，须臾复止，得食而呕，又烦者，蛔闻食臭出，其人常自吐蛔。蛔厥者，乌梅丸主之。又主久利。

339. 伤寒，热少微厥，指头寒，嘿嘿不欲食，烦躁。数日小便利，色白者，此热除也。欲得食，其病为愈。若厥而呕，胸胁烦满者，其后必便血。

340. 病者手足厥冷，言我不结胸，小腹满，按之痛者，此冷结在膀胱关元也。

341. 伤寒，发热四日，厥反三日，复热四日。厥少热多者，其病当愈。四日至七日热不除者，必便脓血。

342. 伤寒，厥四日，热反三日，复厥五日，其病为进。寒多热少，阳气退，故为进也。

343. 伤寒六七日，脉微，手足厥冷，烦躁，灸厥阴，厥不还者，死。

344. 伤寒发热，下利厥逆，躁不得卧者，死。

345. 伤寒发热，下利至甚，厥不止者，死。

346. 伤寒六七日不利，便发热而利，其人汗出不止者，死。有阴无阳故也。

347. 伤寒五六日，不结胸，腹濡，脉虚，复厥者，不可下；此亡血，下之死。

348. 发热而厥，七日下利者，为难治。

349. 伤寒脉促，手足厥逆，可灸之。

350. 伤寒，脉滑而厥者，里有热，白虎汤主之。

351. 手足厥寒，脉细欲绝者，当归四逆汤主之。

352. 若其人内有久寒者，宜当归四逆加吴茱萸生姜汤。

353. 大汗出，热不去，内拘急，四肢疼，又下利厥逆而恶寒者，四逆汤主之。

354. 大汗，若大下利而厥冷者，四逆汤主之。

355. 病人手足厥冷，脉乍紧者，邪结在胸中，心下满而烦，饥不能食者，病在胸中，当须吐之，宜瓜蒂散。

356. 伤寒，厥而心下悸，宜先治水，当服茯苓甘草汤，却治其厥。不尔，水渍入胃，必作利也。

357. 伤寒六七日，大下后，寸脉沉而迟，手足厥逆，下部脉不至，喉咽不利，唾脓血，泄利不止者，为难治，麻黄升麻汤主之。

358. 伤寒四五日，腹中痛，若转气下趋少腹者，此欲自利也。

359. 伤寒本自寒下，医复吐下之，寒格，更逆吐下，若食入口即吐，干姜黄芩黄连人参汤主之。

360. 下利，有微热而渴，脉弱者，今自愈。

361. 下利，脉数，有微热汗出，今自愈；设复紧，为未解。

362. 下利，手足厥冷，无脉者，灸之不温，若脉不还，反微喘者，死；少阴负趺阳者，为顺也。

363. 下利，寸脉反浮数，尺中自涩者，必清脓血。

364. 下利清谷，不可攻表，汗出必胀满。

365. 下利，脉沉弦者，下重也；脉大者，为未止；脉微弱数者，为欲自止，虽发热不死。

366. 下利，脉沉而迟，其人面少赤，身有微热，下利清谷者，必郁冒汗出而解，病人必微厥，所以然者，其面戴阳，下虚故也。

367. 下利，脉数而渴者，今自愈；设不差，必清脓血，以有热故也。

368. 下利后脉绝，手足厥冷，晬时脉还，手足温者生，脉不还者死。

369. 伤寒，下利日十余行，脉反实者，死。

370. 下利清谷，里寒外热，汗出而厥者，通脉四逆汤主之。

371. 热利下重者，白头翁汤主之。

372. 下利腹胀满，身体疼痛者，先温其里，乃攻其表。温里宜四逆汤，攻表宜桂枝汤。

373. 下利欲饮水者，以有热故也，白头翁汤主之。

374. 下利谵语者，有燥屎也，宜小承气汤。

375. 下利后更烦，按之心下濡者，为虚烦也，宜栀子豉汤。

376. 呕家有痈脓者，不可治呕，脓尽自愈。

377. 呕而脉弱，小便复利，身有微热，见厥者难治，四逆汤主之。

378. 干呕，吐涎沫，头痛者，吴茱萸汤主之。

379. 呕而发热者，小柴胡汤主之。

380. 伤寒，大吐大下之，极虚，复极汗者，其人外气怫郁，复与之水，以发其汗，因得哕。所以然者，胃中寒冷故也。

381. 伤寒，哕而腹满，视其前后，知何部不利，利之即愈。

辨霍乱病脉证并治

382. 问曰：病有霍乱者何？答曰：呕吐而利，此名霍乱。

383. 问曰：病发热头痛，身疼恶寒，吐利者，此属何病？答曰：此名霍乱。霍乱自吐下，又利止，复更发热也。

384. 伤寒，其脉微涩者，本是霍乱，今是伤寒。却四五日，至阴经上，转入阴必利。本呕下利者，不可治也；欲似大便，而反矢气，仍不利者，此属阳明也，便必硬，十三日愈。所以然者，经尽故也。下利后，当硬便，硬则能食者愈。今反不能食，到后经中颇能食，复过一经能食，过之一日当愈；不愈者，不属阳明也。

385. 恶寒，脉微而复利，利止，亡血也，四逆加人参汤主之。

386. 霍乱，头痛发热，身疼痛，热多欲饮水者，五苓散主之；寒多不用水者，理中丸主之。

387. 吐利止而身痛不休者，当消息和解其外，宜桂枝汤小和之。

388. 吐利汗出，发热恶寒，四肢拘急，手足厥冷者，四逆汤主之。

389. 既吐且利，小便复利而大汗出，下利清谷，内寒外热，脉微欲绝者，四逆汤主之。

390. 吐已下断，汗出而厥，四肢拘急不解，脉微欲绝者，通脉四逆加猪胆汁汤主之。

391. 吐利发汗，脉平，小烦者，以新虚不胜谷气故也。

辨阴阳易差后劳复病脉证并治

392. 伤寒，阴阳易之为病，其人身体重，少气，少腹里急，或引阴中拘挛，热上冲胸，头重不欲举，眼中生花，膝胫拘急者，烧裈散主之。

393. 大病差后劳复者，枳实栀子豉汤主之。

394. 伤寒差以后，更发热，小柴胡汤主之。脉浮者，以汗解之；脉沉实者，以下解之。

395. 大病差后，从腰以下有水气者，牡蛎泽泻散主之。

396. 大病差后，喜唾，久不了了，胸上有寒，当以丸药温之，宜理中丸。

397. 伤寒解后，虚羸少气，气逆欲吐，竹叶石膏汤主之。

398. 病人脉已解，而日暮微烦，以病新差，人强与谷，脾胃气尚弱，不能消谷，故令微烦，损谷则愈。

五、《金匮要略》选读

脏腑经络先后病脉证治第一

1. 问曰：上工治未病，何也？师曰：夫治未病者，见肝之病，知肝传脾，当先实脾，四季脾旺不受邪，即勿补之；中工不晓相传，见肝之病，不解实脾，惟治肝也。

夫肝之病，补用酸，助用焦苦，益用甘味之药调之。酸入肝，焦苦入心，甘入脾。脾能伤肾，肾气微弱，则水不行；水不行，则心火气盛；心火气盛，则伤肺，肺被伤，则金气不行；金气不行，则肝气盛。故实脾则肝自愈。此治肝补脾之要妙也。肝虚则用此法，实则不再用之。经曰："虚虚实实，补不足，损有余"，是其义也。余脏准此。

15.夫病痼疾，加以卒病，当先治其卒病，后乃治其痼疾也。

痉湿暍病脉证治第二

11.太阳病，其证备，身体强，几几然，脉反沉迟，此为痉，栝蒌桂枝汤主之。

12.太阳病，无汗而小便反少，气上冲胸，口噤不得语，欲作刚痉，葛根汤主之。

13.痉为病，胸满，口噤，卧不着席，脚挛急，必龂齿，可与大承气汤。

14.太阳病，关节疼痛而烦，脉沉而细者，此名湿痹。湿痹之候，小便不利，大便反快，但当利其小便。大便反快，但当利其小便。

21.病者一身尽疼，发热，日晡所剧者，名风湿。此病伤于汗出当风，或久伤取冷所致也，可与麻黄杏仁薏苡甘草汤。

22.风湿，脉浮，身重，汗出恶风者，防己黄芪汤主之。

23.伤寒八九日，风湿相搏，身体疼烦，不能自转侧，不呕不渴，脉浮虚而涩者，桂枝附子汤主之；若大便坚，小便自利者，去桂加白术汤主之。

24.风湿相搏，骨节疼烦掣痛，不得屈伸，近之则痛剧，汗出短气，小便不利，恶风不欲去衣，或身微肿者，甘草附子汤主之。

26.太阳中热者，暍是也。汗出恶寒，身热而渴，白虎加人参汤主之。

百合狐惑阴阳毒病脉证治第三

1.论曰：百合病者，百脉一宗，悉致其病也。意欲食，复不能食，常默默，欲卧不能卧，欲行不能行，欲饮食，或有美时，或有不用闻食臭时，如寒无寒，如热无热，口苦，小便赤，诸药不能治，得药则剧吐利，如有神灵者，身形如和，其脉微数。

5.百合病，不经吐、下、发汗，病形如初者，百合地黄汤主之。

中风历节病脉证并治第五

8.诸肢节疼痛，身体魁羸，脚肿如脱，头眩短气，温温欲吐，桂枝芍药知母汤主之。

10.病历节不可屈伸，疼痛，乌头汤主之。

血痹虚劳病脉证并治第六

2.血痹阴阳俱微，寸口关上微，尺中小紧，外证身体不仁，如风痹状，黄芪桂枝五物汤主之。

8.夫失精家，少腹弦急，阴头寒，目眩，发落，脉极虚芤迟，为清谷、亡血、失精。脉得诸芤动微紧，男子失精，女子梦交，桂枝加龙骨牡蛎汤主之。

13.虚劳里急，悸，衄，腹中痛，梦失精，四肢酸疼，手足烦热，咽干口燥，小建中汤主之。

15.虚劳腰痛，少腹拘急，小便不利者，八味肾气丸主之。

16.虚劳诸不足，风气百疾，薯蓣丸主之。

17.虚劳虚烦不得眠，酸枣仁汤主之。

18.五劳虚极羸瘦，腹满不能饮食，食伤、忧伤、饮伤、房室伤、饥伤、劳伤、经络营卫气伤，内有干血，肌肤甲错，两目黯黑，缓中补虚，大黄䗪虫丸主之。

肺痿肺痈咳嗽上气病脉证治第七

1.曰：寸口脉数，其人咳，口中反有浊唾涎沫者何？师曰：为肺痿之病。若口中辟辟燥，咳即胸中隐隐痛，脉反滑数，此为肺痈，咳唾脓血。

脉数虚者为肺痿，数实者为肺痈。

5.肺痿吐涎沫而不咳者，其人不渴，必遗尿，小便数，所以然者，以上虚不能制下故也。此为肺中冷，必眩，多涎唾，甘草干姜汤以温之。若服汤已渴者，属消渴。

6.咳而上气，喉中水鸡声，射干麻黄汤主之。

10.火逆上气，咽喉不利，止逆下气者，麦门冬汤主之。

11.肺痈，喘不得卧，葶苈大枣泻肺汤主之。

12.咳而胸满，振寒脉数，咽干不渴，时出浊唾腥臭，久久吐脓如米粥者，为肺痈，桔梗汤主之。

13.咳而上气，此为肺胀，其人喘，目如脱状，脉浮大者，越婢加半夏汤主之。

14.肺胀，咳而上气，烦躁而喘，脉浮者，心下有水，小青龙加石膏汤主之。

胸痹心痛短气病脉证治第九

3.胸痹之病，喘息咳唾，胸背痛，短气，寸口脉沉而迟，关上小紧数，栝蒌薤白白酒汤主之。

4.胸痹不得卧，心痛彻背者，栝蒌薤白半夏汤主之。

5.胸痹心中痞，留气结在胸，胸满，胁下逆抢心，枳实薤白桂枝汤主之；人参汤亦主之。

6.胸痹，胸中气塞，短气，茯苓杏仁甘草汤主之；橘枳姜汤亦主之。

7.胸痹缓急者，薏苡附子散主之。

8.心中痞，诸逆心悬痛，桂枝生姜枳实汤主之。

9.心痛彻背，背痛彻心，乌头赤石脂丸主之。

腹满寒疝宿食病脉证治第十

9.病腹满，发热十日，脉浮而数，饮食如故，厚朴七物汤主之。

10.腹中寒气，雷鸣切痛，胸胁逆满，呕吐，附子粳米汤主之。

11.痛而闭者，厚朴三物汤主之。

12. 按之心下满痛者，此为实也，当下之，宜大柴胡汤。

13. 腹满不减，减不足言，当须下之，宜大承气汤。

14. 心胸中大寒痛，呕不能饮食，腹中寒，上冲皮起，出见有头足，上下痛而不可触近，大建中汤主之。

15. 胁下偏痛，发热，其脉紧弦，此寒也，以温药下之，宜大黄附子汤。

17. 腹痛，脉弦而紧，弦则卫气不行，即恶寒，紧则不欲食，邪正相搏，即为寒疝。

寒疝绕脐痛，若发则白汗出，手足厥冷，其脉沉紧者，大乌头煎主之。

18. 寒疝腹中痛，及胁痛里急者，当归生姜羊肉汤主之。

痰饮咳嗽病脉证并治第十二

2. 问曰：四饮何以为异？师曰：其人素盛今瘦，水走肠间，沥沥有声，谓之痰饮；饮后水流在胁下，咳唾引痛，谓之悬饮；饮水流行，归于四肢，当汗出而不汗出，身体疼重，谓之溢饮；咳逆倚息，短气不得卧，其形如肿，谓之支饮。

15. 病痰饮者，当以温药和之。

16. 心下有痰饮，胸胁支满，目眩，苓桂术甘汤主之。

17. 夫短气有微饮，当从小便去之，苓桂术甘汤主之；肾气丸亦主之。

18. 病者脉伏，其人欲自利，利反快，虽利，心下续坚满，此为留饮欲去故也，甘遂半夏汤主之。

23. 病溢饮者，当发其汗，大青龙汤主之；小青龙汤亦主之。

24. 膈间支饮，其人喘满，心下痞坚，面色黧黑，其脉沉紧，得之数十日，医吐下之不愈，木防己汤主之。虚者即愈，实者三日复发，后与不愈者，宜木防己汤去石膏加茯苓芒硝汤主之。

25. 心下有支饮，其人苦冒眩，泽泻汤主之。

26. 支饮胸满者，厚朴大黄汤主之。

27. 支饮不得息，葶苈大枣泻肺汤主之。

28. 呕家本渴，渴者为欲解，今反不渴，心下有支饮故也，小半夏汤主之。

29. 腹满，口舌干燥，此肠间有水气，己椒苈黄丸主之。

30. 卒呕吐，心下痞，膈间有水，眩悸者，小半夏加茯苓汤主之。

31. 假令瘦人脐下有悸，吐涎沫而癫眩，此水也，五苓散主之。

35. 咳逆倚息不得卧，小青龙汤主之。

消渴小便不利淋病脉证并治第十三

3. 男子消渴，小便反多，以饮一斗，小便一斗，肾气丸主之。

10. 小便不利者，有水气，其人若渴，栝蒌瞿麦丸主之。

12. 渴欲饮水，口干舌燥者，白虎加人参汤主之。

13. 脉浮发热，渴欲饮水，小便不利者，猪苓汤主之。

水气病脉证并治第十四

1. 师曰：病有风水、有皮水、有正水、有石水、有黄汗。风水，其脉自浮，外证骨节疼痛，恶风。皮水，其脉亦浮，外证胕肿，按之没指，不恶风，其腹如鼓，不渴，当发其汗。正水，其脉沉迟，外证自喘。石水，其脉自沉，外证腹满，不喘。黄汗，其脉沉迟，身发热，胸满，四肢头面肿，久不愈，必致痈脓。

5. 里水者，一身面目黄肿，其脉沉，小便不利，故令病水。假如小便自利，此亡津液，故令渴也。越婢加术汤主之。

11. 夫水病人，目下有卧蚕，面目鲜泽，脉伏，其人消渴。病水腹大，小便不利，其脉沉绝者，有水，可下之。

18. 师曰：诸有水者，腰以下肿，当利小便；腰以上肿，当发汗乃愈。

22. 风水，脉浮身重，汗出恶风者，防己黄芪汤主之。腹痛加芍药。

23. 风水恶风，一身悉肿，脉浮不渴，续自汗出，无大热，越婢汤主之。

24. 皮水为病，四肢肿，水气在皮肤中，四肢聂聂动者，防己茯苓汤主之。

25. 里水，越婢加术汤主之；甘草麻黄汤亦主之。

28. 问曰：黄汗之为病，身体肿，发热汗出而渴，状如风水，汗沾衣，色正黄如柏汁，脉自沉，何从得之？师曰：以汗出入水中浴，水从汗孔入得之，宜芪芍桂酒汤主之。

31. 气分，心下坚，大如盘，边如旋杯，水饮所作，桂枝去芍药加麻辛附子汤主之。

32. 心下坚，大如盘，边如旋盘，水饮所作，枳术汤主之。

黄疸病脉证并治第十五

13. 谷疸之为病，寒热不食，食即头眩，心胸不安，久久发黄，为谷疸，茵陈蒿汤主之。

14. 黄家日晡所发热，而反恶寒，此为女劳得之；膀胱急，少腹满，身尽黄，额上黑，足下热，因作黑疸，其腹胀如水状，大便必黑，时溏，此女劳之病，非水也。腹满者难治。硝石矾石散主之。

15. 酒黄疸，心中懊憹，或热痛，栀子大黄汤主之。

16. 诸病黄家，但利其小便；假令脉浮，当以汗解之，宜桂枝加黄芪汤主之。

18. 黄疸病，茵陈五苓散主之。

19. 黄疸腹满，小便不利而赤，自汗出，此为表和里实，当下之，宜大黄硝石汤。

21. 诸黄，腹痛而呕者，宜柴胡汤。

惊悸吐衄下血胸满瘀血病脉证治第十六

10. 病人胸满，唇痿舌青，口燥，但欲漱水不欲咽，无寒热，脉微大来迟，腹不满，其人言我满，为有瘀血。

11. 病者如热状，烦满，口干燥而渴，其脉反无热，此为阴伏，是瘀血也，当下之。

14. 吐血不止者，柏叶汤主之。

15. 下血，先便后血，此远血也，黄土汤主之。

16. 下血，先血后便，此近血也，赤小豆当归散主之。

17. 心气不足，吐血，衄血，泻心汤主之。

呕吐哕下利病脉证治第十七

8. 呕而胸满者，茱萸汤主之。

9. 干呕，吐涎沫，头痛者，茱萸汤主之。

10. 呕而肠鸣，心下痞者，半夏泻心汤主之。

11. 干呕而利者，黄芩加半夏生姜汤主之。

12. 诸呕吐，谷不得下者，小半夏汤主之。

16. 胃反呕吐者，大半夏汤主之。

17. 食已即吐者，大黄甘草汤主之。

20. 干呕，吐逆，吐涎沫，半夏干姜散主之。

21. 病人胸中似喘不喘，似呕不呕，似哕不哕，彻心中愦愦然无奈者，生姜半夏汤主之。

44. 下利后更烦，按之心下濡者，为虚烦也，栀子豉汤主之。

妇人妊娠病脉证并治第二十

4. 师曰：妇人有漏下者，有半产后因续下血都不绝者，有妊娠下血者，假令妊娠腹中痛，为胞阻，胶艾汤主之。

5. 妇人怀妊，腹中痛，当归芍药散主之。

6. 妊娠呕吐不止，干姜人参半夏丸主之。

妇人产后病脉证治第二十一

9.产后中风，发热，面正赤，喘而头痛，竹叶汤主之。

妇人杂病脉证并治第二十二

5.妇人咽中如有炙脔，半夏厚朴汤主之。

6.妇人脏躁，喜悲伤欲哭，象如神灵所作，数欠伸，甘麦大枣汤主之。

9.问曰：妇人年五十所，病下利，数十日不止，暮即发热，少腹里急，腹满，手掌烦热，唇口干燥，何也？师曰：此病属带下。何以故？曾经半产，瘀血在少腹不去。何以知之？其证唇口干燥，故知之。当以温经汤主之。

17.妇人腹中诸疾痛，当归芍药散主之。

六、《温热论》选读

1.温邪上受，首先犯肺，逆传心包。肺主气属卫，心主血属营。辨营卫气血虽与伤寒同，若论治法，则与伤寒大异也。

2.盖伤寒之邪留恋在表，然后化热入里，温邪则热变最速。未传心包，邪尚在肺，肺主气，其合皮毛，故云在表。在表初用辛凉轻剂，夹风则加入薄荷、牛蒡之属，夹湿加芦根、滑石之流。或透风于热外，或渗湿于热下，不与热相搏，势必孤矣。

3.不尔，风夹温热而燥生，清窍必干，谓水主之气不能上荣，两阳相劫也。湿与温合，蒸郁而蒙蔽于上，清窍为之壅塞，浊邪害清也。其病有类伤寒，其验之之法，伤寒多有变证，温热虽久，在一经不移，以此为辨。

4.前言辛凉散风，甘淡驱湿，若病仍不解，是渐欲入营也。营分受热，则血液受劫，心神不安，夜甚无寐，或斑点隐隐，即撤去气药。如从风热陷入者，用犀角、竹叶之属；如从湿热陷入者，犀角、花露之品，参入凉血清热方中。若加烦躁，大便不通，金汁亦可加入，老年或平素有寒者，以人中黄代之，急急透斑为要。

5.若斑出热不解者，胃津亡也。主以甘寒，重则如玉女煎，轻则如梨皮、蔗浆之类。或其人肾水素亏，虽未及下焦，先自彷徨矣，必验之于舌，如甘寒之中加入咸寒，务在先安未受邪之地，恐其陷入耳。

7.再论气病有不传血分，而邪留三焦，亦如伤寒中少阳病也。彼则和解表里之半，此则分消上下之势，随证变法，如近时杏、朴、苓等类，或如温胆汤之走泄。因其仍在气分，犹可望其战汗之门户，转疟之机括。

8.大凡看法，卫之后方言气，营之后方言血。在卫汗之可也，到气才可清气，入营犹可透热转气，如犀角、玄参、羚羊角等物，入血就恐耗血动血，直须凉血散血，如生地、丹皮、阿胶、赤芍等物。否则前后不循缓急之法，虑其动手便错，反致慌张矣。

10.再论三焦不得从外解，必致成里结。里结于何？在阳明胃与肠也。亦须用下法，不可以气血之分，就不可下也。但伤寒邪热在里，劫烁津液，下之宜猛；此多湿邪内搏，下之宜轻。伤寒大便溏为邪已尽，不可再下；湿温病大便溏为邪未尽，必大便硬，慎不可再攻也，以粪燥为无湿矣。

七、《温病条辨》选读

上焦篇

1. 温病者，有风温，有温热，有温疫，有温毒，有暑温，有湿温，有秋燥，有冬温，有温疟。

2. 凡温病者，始于上焦，在手太阴。

4. 太阴风温、温热、温疫、冬温，初起恶风寒者，桂枝汤主之；但热不恶寒而渴者，辛凉平剂银翘散主之。温毒、暑温、湿温、温疟，不在此例。

6. 太阴风温，但咳，身不甚热，微渴者，辛凉轻剂桑菊饮主之。

7. 太阴温病，脉浮洪、舌黄、渴甚、大汗、面赤、恶热者，辛凉重剂白虎汤主之。

8. 太阴温病，脉浮大而芤，汗大出，微喘，甚至鼻孔扇者，白虎加人参汤主之。脉若散大者，急用之，倍人参。

10. 太阴温病，气血两燔者，玉女煎去牛膝加元参主之。

11. 太阴温病，血从上溢者，犀角地黄汤合银翘散主之。有中焦病者，以中焦法治之。若吐粉红血水者，死不治。血从上溢，脉七八至以上，面反黑者，死不治。可用清络育阴法。

15. 太阴温病，寸脉大，舌绛而干，法当渴，今反不渴者，热在营中也，清营汤去黄连主之。

16. 太阴温病，不可发汗。发汗而汗不出者，必发斑疹；汗出过多者，必神昏谵语。发斑者，化斑汤主之。发疹者，银翘散去豆豉，加细生地、丹皮、大青叶，倍元参主之。禁升麻、柴胡、当归、防风、羌活、白芷、葛根、三春柳。神昏谵语者，清宫汤主之，牛黄丸、紫雪丹、《局方》至宝丹亦主之。

22. 形似伤寒，但右脉洪大而数，左脉反小于右，口渴甚，面赤，汗大出者，名曰暑温，在手太阴，白虎汤主之；脉芤甚者，白虎加人参汤主之。

23. 《金匮》谓太阳中暍，发热恶寒，身重而疼痛，其脉弦细芤迟，小便已，洒然毛耸，手足逆冷，小有劳，身即热，口开前板齿燥；若发其汗，则恶寒甚，加温针，则发热甚，数下，则淋甚，可与东垣清暑益气汤。

24. 手太阴暑温，如上条证，但汗不出者，新加香薷饮主之。

26. 手太阴暑温，或已经发汗，或未发汗，而汗不止，烦渴而喘，脉洪大有力者，白虎汤主之；脉洪大而芤者，白虎加人参汤主之；身重者，湿也，白虎加苍术汤主之；汗多，脉散大，喘喝欲脱者，生脉散主之。

30. 脉虚，夜寐不安，烦渴舌赤，时有谵语，目常开不闭，或喜闭不开，暑入手厥阴也。手厥阴暑温，清营汤主之。舌白滑者，不可与也。

38. 太阴伏暑，舌白，口渴，无汗者，银翘散去牛蒡、元参，加杏仁、滑石主之。

39. 太阴伏暑，舌赤，口渴，无汗者，银翘散加生地、丹皮、赤芍、麦冬主之。

40. 太阴伏暑，舌白，口渴，有汗，或大汗不止者，银翘散去牛蒡子、元参、芥穗，加杏仁、石膏、黄芩主之；脉洪大，渴甚，汗多者，仍用白虎法；脉虚大而芤者，仍用人参白虎法。

41. 太阴伏暑，舌赤，口渴，汗多，加减生脉散主之。

42. 伏暑、暑温、湿温，证本一源，前后互参，不可偏执。

43. 头痛，恶寒，身重疼痛，舌白不渴，脉弦细而濡，面色淡黄，胸闷不饥，午后身热，状若阴虚，病难速已，名曰湿温。汗之则神昏耳聋，甚则目瞑不欲言；下之则洞泄；润之则病深不解。长夏、深秋、冬日同法，三仁汤主之。

45. 湿温，喉阻咽痛，银翘马勃散主之。

46. 太阴湿温，气分痹郁而哕者（俗名为呃），宣痹汤主之。

54. 秋感燥气，右脉数大，伤手太阴气分者，桑杏汤主之。

55. 感燥而咳者，桑菊饮主之。

56. 燥伤肺胃阴分，或热或咳者，沙参麦冬汤主之。

57. 燥气化火，清窍不利者，翘荷汤主之。

58. 诸气膹郁，诸痿喘呕之因于燥者，喻氏清燥救肺汤主之。

中焦篇

1. 面目俱赤，语声重浊，呼吸俱粗，大便闭，小便涩，舌苔老黄，甚则黑有芒刺，但恶热，不恶寒，日晡益甚者，传至中焦，阳明温病也。脉浮洪躁甚者，白虎汤主之；脉沉数有力，甚则脉体反小而实者，大承气汤主之。暑温、湿温、温疟，不在此例。

10. 温病，三焦俱急，大热大渴，舌燥，脉不浮而躁甚，舌色金黄，痰涎壅甚，不可单行承气者，承气合小陷胸汤主之。

11. 阳明温病，无上焦证，数日不大便，当下之。若其人阴素虚，不可行承气者，增液汤主之。服增液汤已，周十二时观之，若大便不下者，合调胃承气汤微和之。

12. 阳明温病，下后汗出，当复其阴，益胃汤主之。

17. 阳明温病，下之不通，其证有五：应下失下，正虚不能运药，不运药者死，新加黄龙汤主之。喘促不宁，痰涎壅滞，右寸实大，肺气不降者，宣白承气汤主之。左尺牢坚，小便赤痛，时烦渴甚，导赤承气汤主之。邪闭心包，神昏舌短，内窍不通，饮不解渴者，牛黄承气汤主之。津液不足，无水舟停者，间服增液，再不下者，增液承气汤主之。

29. 阳明温病，无汗，实证未剧，不可下，小便不利者，甘苦合化，冬地三黄汤主之。

30. 温病，小便不利者，淡渗不可与也，忌五苓、八正辈。

31. 温病燥热，欲解燥者，先滋其干，不可纯用苦寒也，服之反燥甚。

32. 阳明温病，下后热退，不可即食，食者必复；周十二时后，缓缓与食，先取清者，勿令饱，饱则必复，复必重也。

63. 脉缓，身痛，舌淡黄而滑，渴不多饮，或竟不渴，汗出热解，继而复热。内不能运水谷之湿，外复感时令之湿，发表攻里，两不可施，误认伤寒，必转坏证。徒清热则湿不退，徒祛湿则热愈炽，黄芩滑石汤主之。

65. 湿聚热蒸，蕴于经络，寒战热炽，骨骱烦疼，舌色灰滞，面目萎黄，病名湿痹，宣痹汤主之。

下焦篇

1. 风温、温热、温疫、温毒、冬温，邪在阳明久羁，或已下，或未下，身热面赤，口干舌燥，甚则齿黑唇裂，脉沉实者，仍可下之；脉虚大，手足心热甚于手足背者，加减复脉汤主之。

9. 下后大便溏甚，周十二时三四行，脉仍数者，未可与复脉汤，一甲煎主之；服一二日，大便不溏者，可与一甲复脉汤。

· 10. 下焦温病，但大便溏者，即与一甲复脉汤。

11. 少阴温病，真阴欲竭，壮火复炽，心中烦，不得卧者，黄连阿胶汤主之。

12. 夜热早凉，热退无汗，热自阴来者，青蒿鳖甲汤主之。

13. 热邪深入下焦，脉沉数，舌干齿黑，手指但觉蠕动，急防痉厥，二甲复脉汤主之。

14.下焦温病，热深厥甚，脉细促，心中憺憺大动，甚则心中痛者，三甲复脉汤主之。

15.既厥且哕（俗名呃忒），脉细而劲，小定风珠主之。

16.热邪久羁，吸烁真阴，或因误表，或因妄攻，神倦瘛疭，脉气虚弱，舌绛苔少，时时欲脱者，大定风珠主之。

17.壮火尚盛者，不得用定风珠、复脉。邪少虚多者，不得用黄连阿胶汤。阴虚欲痉者，不得用青蒿鳖甲汤。

21.少腹坚满，小便自利，夜热昼凉，大便闭，脉沉实者，蓄血也。桃仁承气汤主之，甚则抵当汤。

36.暑邪深入少阴消渴者，连梅汤主之；入厥阴麻痹者，连梅汤主之；心热烦躁神迷甚者，先与紫雪丹，再与连梅汤。

八、《神农本草经》选读

★上药一百二十种，为君，主养命，以应天。无毒。多服、久服不伤人。欲轻身益气，不老延年者，本上经。

中药一百二十种，为臣，主养性，以应人。无毒、有毒，斟酌其宜。欲遏病，补虚羸者，本中经。

下药一百二十五种，为佐、使。主治病，以应地。多毒，不可久服。欲除寒热邪气，破积聚，愈疾者，本下经。

★有单行者，有相须者，有相使者，有相畏者，有相恶者，有相反者，有相杀者。凡此七情，合和时视之，当用相须、相使者良，勿用相恶、相反者。若有毒宜制，可用相畏、相杀者。不尔，勿合用也。

★病在胸膈以上者，先食后服药；病在心腹以下者，先服药而后食；病在四肢、血脉者，宜空腹而在旦；病在骨髓者，宜饱满而在夜。

上药（上品）

1. 菖蒲：一名昌阳。味辛，温，无毒。治风寒湿痹，咳逆上气。开心孔，补五脏，通九窍，明耳目，出音声。久服轻身，不忘，不迷惑，延年。生池泽。

2. 菊花：一名节华。味苦，平，无毒。治风头头眩，肿痛，目欲脱，泪出，皮肤死肌，恶风，湿痹。久服利血气，轻身，耐老，延年。生川泽及田野。

3. 人参：一名人衔，一名鬼盖。味甘，微寒，无毒。主补五藏，安精神，定魂魄，止惊悸，除邪气，明目，开心益智。久服轻身，延年。生山谷。

5. 甘草：一名美草，一名蜜甘。味甘，平，无毒。治五藏六府寒热邪气。坚筋骨，长肌肉，倍力，金创，肿，解毒。久服轻身，延年。生川谷。

6. 干地黄：一名地髓。味甘，寒，无毒。治折跌绝筋，伤中。逐血痹，填骨髓，长肌肉。作汤，除寒热、积聚，除痹。生者尤良。久服轻身，不老。生川泽。

7. 术：一名山蓟。味苦，温，无毒。治风寒湿痹，死肌，痉，疸。止汗，除热，消食。作煎饵，久服轻身，延年，不饥。生山谷。

13. 柴胡：一名地薰。味苦，平，无毒。治心腹，去肠胃中结气，饮食积聚，寒热邪气，推陈致新。久服轻身，明目，益精。生川谷。

14.麦门冬：秦名羊韭，齐名爱韭，楚名马韭，越名羊韭。味甘，平，无毒。治心腹结气，伤中，伤饱，胃络脉绝，羸瘦，短气。久服轻身，不老，不饥。生川谷及堤坂肥土石间久废处。

15.独活：一名羌活，一名羌青，一名护羌使者。味苦，平，无毒。治风寒所击，金创，止痛，奔豚，痫，痉，女子疝瘕。久服轻身，耐老。生川谷。

16.车前子：一名当道。味甘，寒，无毒。治气癃，止痛，利水道小便，除湿痹。久服轻身，耐老。生平泽、丘陵、阪道中。

18.薯蓣：一名山芋，秦、楚名玉延，郑、赵名土诸，齐、赵名山芋。味甘，温，无毒。治伤中，补虚羸，除寒热邪气，补中，益气力，长肌肉。久服耳目聪明，轻身，不饥，延年。生山谷。

20.泽泻：一名水泻，一名芒芋，一名鹄泻。味甘，寒，无毒。治风寒湿痹，乳难。消水，养五藏，益气力，肥健。久服耳目聪明，不饥，延年，轻身，面生光，能行水上。生池泽。

21.远志：一名棘菀，一名葽绕，一名细草。味苦，温，无毒。治咳逆，伤中，补不足，除邪气，利九窍，益智慧，耳目聪明，不忘，强志，倍力。久服轻身，不老。叶名小草，生川谷。

23.细辛：一名小辛。味辛，温，无毒。治咳逆，头痛，百节拘挛，风湿痹痛，死肌。久服明目，利九窍，轻身，长年。生山谷。

45.防风：一名铜芸。味甘，温，无毒。治大风，头眩痛，恶风，风邪，目盲无所见，风行周身，骨节疼痹，烦满。久服轻身。生川泽。

58.茵陈蒿：味苦，平，无毒。治风湿寒热邪气，热结，黄疸。久服轻身，益气，耐老。生丘陵、坡岸上。

70.茯苓：一名茯菟。味甘，平，无毒。治胸胁逆气，忧恚，惊邪，恐悸，心下结痛，寒热，烦满，咳逆。止口焦，舌干，利小便。久服安魂魄，养神，不饥，延年。生山谷大松下。

111.龙骨：味甘，平，无毒。治心腹鬼疰，精物老魅，咳逆，泄利脓血，女子漏下，癥瘕坚结，小儿热气惊痫。

龙齿：平。治小儿、大人惊痫，癫疾，狂走，心下结气，不能喘息，诸痉，杀精物。久服轻身，通神明，延年。生川谷及岩水岸土穴中死龙处。

114.阿胶：一名傅致胶。味甘，平，无毒。治心腹内崩，劳极，洒洒如疟状，腰腹痛，四肢酸疼，女子下血，安胎。久服轻身，益气。

120.牡蛎：一名蛎蛤。味咸，平，无毒。主伤寒寒热，温疟洒洒，惊恚怒气，除拘缓，鼠瘘，女子带下赤白。久服强骨节，杀邪气，延年。生池泽。

中药（中品）

121.干姜：味辛，温，无毒。治胸满，咳逆上气，温中，止血，出汗，逐风，湿痹，肠澼下利。

生者尤良。味辛，微温。久服去臭气，通神明。生川谷。

123.葛根：一名鸡齐根。味甘，平，无毒。治消渴，身大热，呕吐，诸痹，起阴气，解诸毒。

葛谷，治下利十岁已上。生川谷。

124.括楼根：一名地楼。味苦，寒，无毒。治消渴，身热，烦满，大热，补虚，安中，续绝伤。生川谷及山阴地。

126.芎䓖：味辛，温，无毒。治中风入脑，头痛，寒痹，筋挛缓急，金疮，妇人血闭，无子。生川谷。

127.当归：一名干归。味甘，温，无毒。治咳逆上气，温疟，寒热洒洒在皮肤中。妇人漏下，绝子。诸恶疮疡，金创。煮饮之。生川谷。

128.麻黄：一名龙沙。味甘，温，无毒。治中风，伤寒，头痛，温疟，发表出汗，去邪热气，止咳逆上气，除寒热，破癥坚积聚。生川谷。

130.芍药：一名白木。味苦，平，有小毒。治邪气腹痛，除血痹，破坚积，寒热，疝瘕，止痛，利小便，益气。生川谷及丘陵。

135.百合：味甘，平，无毒。治邪气腹张，心痛，利大小便，补中益气。生川谷。

136.知母：一名蚔母，一名连母，一名野蓼，一名地参，一名水参，一名水浚，一名货母，一名蝭母。味苦，寒，无毒。治消渴，热中，除邪气，肢体浮肿，下水，补不足，益气。生川谷。

140.黄芩：一名腐肠。味苦，平，无毒。治诸热，黄疽，肠澼，泄利，逐水，下血闭，恶疮，疽蚀，火疡。生川谷。

169.黄耆：一名戴糁。味甘，微温，无毒。治痈疽，久败疮，排脓止痛，大风癞疾，五痔，鼠瘘，补虚，小儿百病。生山谷。

170.黄连：一名王连。味苦，寒，无毒。治热气，目痛，眦伤泣出，明目，肠澼，腹痛，下利，妇人阴中肿痛。久服令人不忘。生川谷。

171.五味子：一名会及。味酸，温，无毒。主益气，咳逆上气，劳伤羸瘦，补不足，强阴，益男子精。生山谷。

173.桔梗：味辛，微温，有小毒。治胸胁痛如刀刺，腹满，肠鸣幽幽，惊恐悸气。生山谷。

181.栀子：一名木丹。味苦，寒，无毒。治五内邪气，胃中热气，面赤，酒疱皶鼻，白癞，赤癞，疮疡。生川谷。

183.蘗（柏）木：一名檀桓。味苦，寒，无毒。治五藏肠胃中结热，黄疸，肠痔，止泄利，女子漏下赤白，阴伤，蚀疮。生山谷。

184.吴茱萸：一名薮。味辛，温，有小毒。主温中，下气，止痛，咳逆，寒热，除湿，血痹，逐风邪，开腠理。根，温，杀三虫。久服轻身。生川谷。

187.枳实：味苦，寒，无毒。治大风在皮肤中，如麻豆苦痒，除寒热结，止利，长肌肉，利五藏，益气，轻身。生川泽。

188.厚朴：味苦，温，无毒。治中风，伤寒，头痛，寒热，惊悸气，血痹，死肌，去三虫。生山谷。

191. 山茱萸：一名蜀枣。味酸，平，无毒。治心下邪气，寒热，温中，逐寒湿痹，去三虫。久服轻身。生山谷。

193. 猪苓：一名豭猪尿。味甘，平，无毒。治痎疟，解毒蛊，不祥，利水道。久服轻身，耐老。生山谷。

217. 石膏：味辛，微寒，无毒。治中风寒热，心下逆气，惊喘，口干，舌焦，不能息，腹中坚痛，除邪鬼，产乳，金创。生山谷。

下药（下品）

241. 附子：一名茛。味辛，温，有大毒。治风寒，咳逆，邪气，温中，金创，破癥坚，积聚，血瘕，寒湿痿躄，拘挛，脚痛，不能行步。生山谷。

244. 半夏：一名地文，一名水玉。味辛，平，有毒。治伤寒，寒热，心下坚，下气，喉咽肿痛，头眩，胸胀，咳逆，肠鸣，止汗。生山谷。

247. 大黄：味苦，寒，无毒。主下瘀血，血闭，寒热，破癥瘕积聚，留饮，宿食，荡涤肠胃，推陈致新，通利水谷，调中化食，安和五藏。生山谷。

248. 葶苈：一名大室，一名大适。味辛，寒，无毒。治癥瘕积聚，结气，饮食寒热，破坚，逐邪，通利水道。生平泽及田野。

250. 旋覆花：一名金沸草，一名盛椹。味咸，温，有小毒。治结气，胁下满，惊悸，除水，去五藏间寒热，补中，下气。生平泽、川谷。

278. 连翘：一名异翘，一名兰华，一名折根，一名轵，一名三廉。味苦，平，无毒。治寒热，鼠瘘，瘰疬，痈肿，恶疮，瘿瘤，结热，蛊毒。生山谷。

305.桃核仁：味苦，平，无毒。治瘀血，血闭瘕，邪气，杀小虫。

306.杏核仁：味甘，温，有毒。治咳逆上气，肠中雷鸣，喉痹，下气，产乳，金创，寒心，奔豚。生川谷。

320.代赭：一名须丸。味苦，寒，无毒。治鬼，贼风，蛊毒，杀精物恶鬼，腹中毒，邪气，女子赤沃漏下。生山谷。

336.鳖甲：味咸，平，无毒。治心腹癥瘕坚积，寒热，去痞，息肉，阴蚀，痔，恶肉。生池泽。

九、《药性赋》

《药性赋》，原书未著撰人，据考证约为金元时代作品，原为医者初学中药的启蒙书。该书将248种常用中药按药性分寒、热、温、平四类，用韵语编写成赋体，言简意赅，朗朗上口，便于诵读记忆。该赋对药性概括精辟，若能铭记，受用终身，故传沿至今，长盛不衰。

寒性药

诸药赋性，此类最寒。

犀角解乎心热；羚羊清乎肺肝。泽泻利水通淋而补阴不足，海藻散瘿破气而治疝何难。闻之菊花能明目清头风，射干疗咽闭而消痈毒；薏苡理脚气而除风湿，藕节消瘀血而止吐衄。瓜蒌子下气润肺喘兮，又且宽中；车前子止泻利小便兮，尤能明目。是以黄柏疮用，兜铃嗽医。地骨皮有退热除蒸之效，薄荷叶宜消风清肿之施。宽中下气，枳壳缓而枳实速也；疗肌解表，干葛先而柴胡次之。百部治肺热，咳嗽可止；栀子凉心肾，鼻衄最宜。玄参治结热毒痈，清利咽膈；升麻消风热肿毒，发散疮痍。尝闻腻粉抑肺而敛肛门，金箔镇心而安魂魄。茵陈主黄疸而利水，瞿麦治热淋之有血。朴硝通大肠，破血而止痰癖；石膏治头痛，解肌而消烦渴。前胡除内外之痰实，滑石利六腑之涩结。天门冬止嗽，补血涸而润心肝；麦门冬清心，解烦渴而除肺热。又闻治虚烦、除哕呕，须用竹茹；通秘结、导瘀血，必资大黄。宣黄连治冷热之痢，又厚肠胃而止泻；淫羊藿疗风寒之痹，且补阴虚而助阳。茅根止血与吐衄，石韦通淋与小肠。熟地黄补血且疗虚损，生地黄宣血更医眼疮。赤芍药破血而疗腹痛，烦热亦解；白芍药补虚而生新血，温热尤良。若乃消肿满逐水于牵牛，除热毒杀虫于贯众。金铃子治疝气而补精血，萱草根治五淋而消乳肿。侧柏叶治血山崩漏之疾，香附子理气血妇人之用。地肤子利膀胱，可洗皮肤之风；山豆根解热毒，能止咽喉之痛。白鲜皮去风治筋弱，而疗足顽痹；旋覆花明目治头风，而消痰嗽壅。又况荆芥穗清头目便血，疏风散疮之用；瓜蒌根疗黄疸毒痈，消渴解痰之忧。地榆疗崩漏，止血止痢；昆布破疝气，散瘿散瘤。疗伤寒、解虚烦，淡竹叶之功倍；除结气、破瘀血，牡丹皮之用同。知母止嗽而骨蒸退，牡蛎涩精而虚汗收。贝母清痰止咳嗽而利心肝，桔梗开肺利胸膈而治咽喉。若夫黄芩治诸热，兼主五淋；槐花治肠风，亦医痔痢。常山理痰结而治温疟，葶苈泻肺喘而通水气。此六十六种药性之寒者也。

热性药

药有温热，又当审详。

欲温中以荜茇，用发散以生姜。五味子止嗽痰，且滋肾水；腽肭脐疗痨瘵，更壮元阳。原夫川芎祛风湿，补血清头；续断治崩漏，益筋强脚。麻黄表汗以疗咳逆，韭子壮阳而医白浊。川乌破积，有消痰治风痹之功；天雄散寒，为去湿助精阳之药。观夫川椒达下，干姜暖中。胡芦巴治虚冷之疝气，生卷柏破癥瘕而血通。白术消痰壅、温胃，兼止吐泻；菖蒲开心气、散冷，更治耳聋。丁香快脾胃而止吐逆，良姜止心气痛之攻冲。肉苁蓉填精益肾，石硫黄暖胃驱虫。胡椒主去痰而除冷，秦椒主攻痛而去风。吴茱萸疗心腹之冷气，灵砂定心脏之怔忡。盖夫散肾冷、助脾胃，须荜澄茄；疗心痛、破积聚，用蓬莪术。缩砂止吐泻安胎、化酒食之剂，附子疗虚寒反胃、壮元阳之方。白豆蔻治冷泻，疗痛止痛于乳香；红豆蔻止吐酸，消血杀虫于干漆。岂知鹿茸生精血，腰脊崩漏之均补；虎骨壮筋骨，寒湿毒风之并祛。檀香定霍乱，而心气之痛愈；鹿角秘精髓，而腰脊之痛除。消肿益血于米醋，下气散寒于紫苏。扁豆助脾，则酒有行药破结之用；麝香开窍，则葱为通中发汗之需。尝观五灵脂治崩漏，理血气之刺痛；麒麟竭止血出，疗金疮之伤折。鹿茸壮阳以助肾，当归补虚而养血。乌贼骨止带下，且除崩漏目翳；鹿角胶住血崩，能补虚羸劳绝。白花蛇治瘫痪，疗风痒之癣疹；乌梢蛇疗不仁，去疮疡之风热。乌药有治冷气之理，禹余粮乃疗崩漏之因。巴豆利痰水，能破寒积；独活疗诸风，不论新久。山茱萸治头晕遗精之药，白石英医咳嗽吐脓之人。厚朴温胃而去呕胀，消痰亦验；肉桂行血而疗心痛，止汗如神。是则鲫鱼有温胃之功，代赭乃镇肝之剂。沉香下气补肾，定霍乱之心痛；橘皮开胃去痰，导壅滞之逆气。此六十六种药性之热者也。

温性药

温药总括，医家素谙。

木香理乎气滞，半夏主于风痰。苍术治目盲，燥脾去湿宜用；萝卜去膨胀，下气制曲尤堪。况夫钟乳粉补肺气，兼疗肺虚；青盐治腹痛，且滋肾水。山药而腰湿能医，阿胶而痢嗽皆止。赤石脂治精浊而止泄，兼补崩中；阳起石暖子宫以壮阳，更疗阴痿。诚以紫菀治嗽，防风祛风，苍耳子透脑止涕，威灵仙宣风通气。细辛去头风，止嗽而疗齿痛；艾叶治崩漏，安胎而医痢红。羌活明目驱风，除湿毒肿痛；白芷止崩治肿，疗痔瘘疮痈。若乃红蓝花通经，治产后恶血之余；刘寄奴散血，疗烫火金创之苦。减风湿之痛则茵芋叶；疗折伤之症则骨碎补。藿香叶辟恶气而定霍乱，草果仁温脾胃而止呕吐。巴戟天治阴疝白浊，补肾尤滋；元胡索理气痛血凝，调经有助。尝闻款冬花润肺，去痰嗽以定喘；肉豆蔻温中，止霍乱而助脾。抚芎走经络之痛；何首乌治疮疥之资。姜黄能下气，破恶血之积；防己宜消肿，去风湿之施。藁本除风，主妇人阴痛之用；仙茅益肾，扶元气虚弱之衰。乃曰破故纸温肾，补精髓与劳伤；宣木瓜入肝，疗脚气并水肿。杏仁润肺燥止嗽之剂；茴香治疝气肾疼之用。诃子生精止渴，兼疗滑泄之疴；秦艽攻风逐水，又除肢节之痛。槟榔豁痰而逐水，杀寸白虫；杜仲益肾而添精，去腰膝重。当知紫石英疗惊悸崩中之疾，橘核仁治腰痛疝气之癫。金樱子兮涩遗精，紫苏子兮下气涎。淡豆豉发伤寒之表，大小蓟除诸血之鲜。益智安神，治小便之频数；麻仁润肺，利六腑之燥坚。抑又闻补虚弱、排疮脓，莫若黄芪；强腰脚、壮筋骨，无如狗脊。菟丝子补肾以明目，马兰花治疝而有益。此五十四种药性之温者也。

平性药

详论药性，平和惟在。

以硇砂而去积，用龙齿以安魂。青皮快膈除膨胀，且利脾胃；芡实益精治白浊，兼补真元。原夫木贼草去目翳，崩漏亦医；花蕊石治金创，血行则却。决明和肝气，治眼之剂；天麻主头眩，祛风之药。甘草和诸药而解百毒，盖以气平；石斛平胃气而补肾虚，更医脚弱。观乎商陆治肿，覆盆益精。琥珀安神而散血，朱砂镇心而有灵。牛膝强足补精，兼疗腰痛；龙骨止汗住泄，更治血崩。甘松理风气而痛止，蒺藜疗风疮而目明。人参润肺宁心，开脾助胃；蒲黄止崩治衄，消瘀调经。岂不以南星醒脾，去惊风痰吐之忧；三棱破积，除血块气滞之症。没食主泄泻而神效，皂角治风痰而响应。桑螵蛸疗遗精之泄，鸭头血医水肿之盛。蛤蚧治痨嗽，牛蒡子疏风壅之痰；全蝎主风瘫，酸枣仁去怔忡之病。尝闻桑寄生益血安胎，且止腰痛；大腹子去膨下气，亦令胃和。小草、远志，俱有宁心之妙；木通、猪苓，尤为利水之多。莲肉有清心醒脾之用，没药乃治疮散血之科。郁李仁润肠宣血，去浮肿之疾；茯神宁心益智，除惊悸之疴。白茯苓补虚劳，多在心脾之有准；赤茯苓破结血，独利水道以无毒。因知麦芽有助脾化食之功，小麦有止汗养心之力。白附子去面风之游走，大腹皮治水肿之泛溢。椿根白皮主泻血，桑根白皮主喘息。桃仁破瘀血兼治腰痛，神曲健脾胃而进饮食。五加皮坚筋骨以立行，柏子仁养心神而有益。抑又闻安息香辟恶，且止心腹之痛；冬瓜仁醒脾，实为饮食之资。僵蚕治诸风之喉闭，百合敛肺痨之嗽痿。赤小豆解热毒，疮肿宜用；枇杷叶下逆气，哕呕可医。连翘排疮脓与肿毒，石楠叶利筋骨与毛皮。谷芽养脾，阿魏除邪气而破积；紫河车补血，大枣和药性以开脾。然而鳖甲治痨疟，兼破癥瘕；龟甲坚筋骨，更疗崩疾。乌梅主便血疟疾之用，竹沥治中风声音之失。此六十八种药性之平者也。

附一:《六陈歌》

枳壳陈皮半夏齐，麻黄狼毒及茱萸；六般之药宜陈久，入药方知奏效奇。

附二:《妊娠禁忌歌》

蚖斑水蛭及虻虫，乌头附子配天雄。野葛水银并巴豆，牛膝薏苡与蜈蚣。

三棱芫花代赭麝，大戟蝉蜕黄雌雄。牙硝芒硝牡丹桂，槐花牵牛皂角同。

半夏南星与通草，瞿麦干姜桃仁通。硇砂干漆蟹爪甲，地胆茅根与䗪虫。

【注】

1.蚖：是一类微小的无翅昆虫。亦同蝾，指蝾螈，属蝾螈科，以各类昆虫、小鱼或蝌蚪类为食的一种体内受精的两栖动物。主要分布在中国中部及东部。

2. 斑：指斑蝥。剧毒物品，能分泌斑蝥素来防御敌害。

3. 芫：指芫花。味辛、苦，性寒，有毒。

4. 代赭：即代赭石。

5. 黄雌雄：即雌黄、雄黄。

6. 通：指木通、通草，皆属孕妇慎用中药。

【禁忌分类】

《妊娠禁忌歌》总结的禁忌中药可分为大三类：

1. 绝对禁用的剧毒药：芫青（青娘虫）、斑蝥、天雄、乌头、附子、野葛、水银、巴豆、芫花、大戟、硇砂、地胆、红砒、白砒。

2. 禁用的有毒药：水蛭、虻虫、蜈蚣、雄黄、雌黄、牵牛子、干漆、鳖爪甲、麝香。

3. 慎用药：茅根、木通、瞿麦、通草、薏苡仁、代赭石、芒硝、牙硝、朴硝、桃仁、牡丹皮、三棱、牛膝、干姜、肉桂、生半夏、皂角、生南星、槐花、蝉蜕等。

另外，人们在实践中还发现下列中药孕妇也应慎用：瓜蒂、藜芦、胆矾、郁李仁、蜂蜜、甘遂、赤芍、全蝎、枳实、红花、五灵脂、没药、雪上一枝蒿、莪术、商陆、当归、川芎、丹参、益母草、桃红、血竭、穿山甲、泽兰、乳香、毛冬草、吴茱萸、砂仁、豆蔻、厚朴、木香、枳壳、金铃子、黄连、栀子、龙胆草、山豆根、大青叶、板蓝根、苦参、丹皮、生地黄、玄参、紫草、犀角、茅根、槐花、川乌、草乌、延胡索、细辛、白芍、白芷、甘草、酸枣仁、海龙、海马、芦苇、洋金花、天南星、太子参、王不留行、硫黄、樟脑、玄明粉、蟾酥、蛞蝓、土鳖虫、红娘云、阿魏、猪牙皂、路路通、八月木、柴胡、天仙子、马鞭草、白附子、麻黄、冬葵子、蓖麻油、番泻叶等。

孕妇应禁用和慎用的中药，概括起来为大多为活血化瘀药、凉血解毒药、行气祛风药、苦寒清热药。

（参考资料：中华文本库，2015 年 11 月 1 日）

附三:《十九畏歌》

硫黄原是火中精，朴硝一见便相争。水银莫与砒霜见，狼毒最怕密陀僧。

巴豆性烈最为上，偏与牵牛不顺情。丁香莫与郁金见，牙硝难合京三棱。

川乌草乌不顺犀，人参最怕五灵脂。官桂善能调冷气，若逢石脂便相欺。

大凡修合看顺逆，炮熘炙煿莫相依。

附四:《十八反歌》

本草明言十八反，半蒌贝蔹及攻乌，藻戟遂芫俱战草，诸参辛芍叛藜芦。

附五:《引经报使药歌》

小肠膀胱属太阳，藁本羌活是本乡。三焦胆与肝包络，少阳厥阴柴胡强。

大肠阳明并足胃，葛根白芷升麻当。太阴肺脉中焦起，白芷升麻葱白乡。

脾经少与肺部导，升麻煎之白芍详。少阴心经独活主，肾经独活加桂良。

通经用此药为使，岂能有病到膏肓。

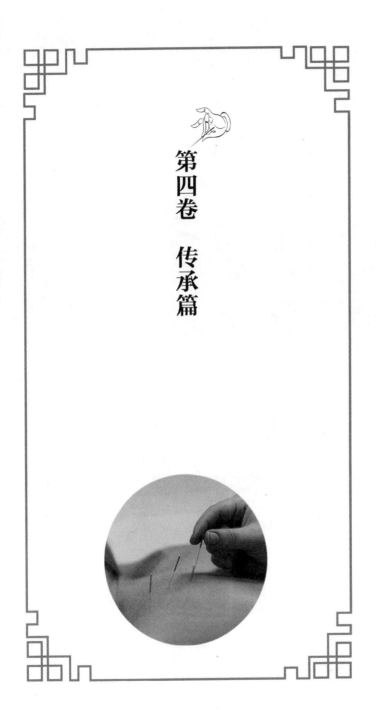

第四卷 传承篇

齐鲁圣地，人杰地灵，鲁国是孔子、孟子的出生地和故乡，文化底蕴深厚，历代名医辈出。相传扁鹊曾在齐鲁留下行医佳话；出过淳于意、王叔和、成无己等著名医家。管氏针灸世家即诞生于这片具有深厚中医文化底蕴的沃土中。

一、管氏针灸学术流派代表性传承人简介

1. 第一代传人　管氏针灸学术流派开山鼻祖管家岱（1844—1912年）祖籍山东，生于清道光二十四年，早年师承山东昌邑黄氏中医世家，中年深研《针灸甲乙经》《针灸大成》等经典，成为当地针灸名医。他先后在高密、济南、青岛开设医馆和药铺行医，尤以针灸著称。他的学术传承人主要有管庆鑫、管庆森、管庆淼等。

2. 第二代代表性传承人　管庆鑫（1864—1939年），字同山，山东高密人，生于清同治三年。自幼随父学医，龆龀时，聪慧敏捷，11岁入庠，14岁中秀才。秉承祖业，19岁随父辈悬壶济南，而立之年，即为齐鲁名医。山东名流、病患曾题词赠匾誉称

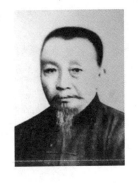

"华扁再世""妙手神针"。他擅长用针灸治疗外、妇、儿科疾病，主要在高密、济南等地行医。管庆鑫先生多才多艺，善于诗词书画，著作主要有《杏苑医经》《同山诗词墨韵拾隅》等。

管庆鑫先生于清宣统二年（1910年）撰写管氏门生弟子家训："勤读、勤记、勤背、勤思、勤做；诸葛一生惟谨慎，吕端大事不糊涂；大医精诚。"又编写了家传师承教材《管氏针灸金匮》，培养和造就了三代人数十名中医人才，迄今仍然具有较高的学术意义和实用价值。管庆鑫先生的主要学术传承人有管正斋、管谨譓、管耕汶、王之升等。

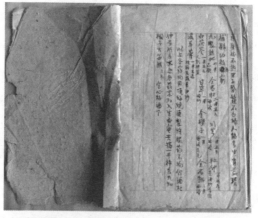

管庆鑫先生遗作《医苑拾诊》部分手稿1

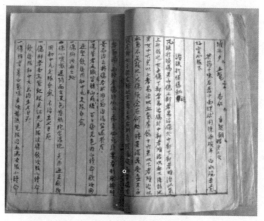

管庆鑫先生遗作《医苑拾诊》部分手稿2

3. 第三代代表性传承人　管正斋（1901—1980年），主任医师，教授，著名针灸学家。出身中医世家，北京大学毕业，曾留学日本。

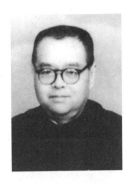

20世纪30年代，管正斋先生为"中国针灸学研究社"创建人之一。1933年10月，该研究社在江苏无锡创办了中国第一本针灸专业杂志——《针灸杂志》，管正斋先生参与了该杂志第一期的编辑出版工作。1943年，他的《杏轩针灸经》针灸专著，在当时针灸书籍匮乏的年代，弥足珍贵。1961年，云南中医学院以管正斋先生1943年出版的《杏轩针灸经》为蓝本，经其订正题词，重新出版了管氏子午流注环周图。1961年，云南中医学院以《杏轩针灸经》为蓝本，出版了《针灸配穴成方》。

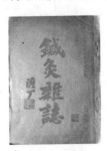
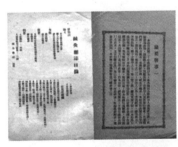
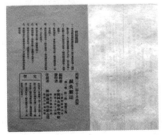
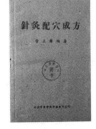

管正斋先生著作

抗战时期，为避战乱，管正斋先生迁居云南昆明。中华人民共和国成立后，他以培养中医针灸人才、弘扬祖国医学为己任，20世纪50年代初，先后担任昆明市各种针灸培训班和云南省各种中医及西医学习中医研究班的教师。1960年受聘于云南中医学院，承担《内经》及针灸学的教学工作，兼任学院医经教研组顾问。他对经络辨证、针刺手法、舌针、耳针、过梁针、子午流注、灵龟八法等均有创见与发展，奠定了管氏针灸学术流派的理论基础。

4. 第四代代表性传承人　管遵惠，男，1943年5月生。昆明市中医医院主任医师，云南中医药大学兼职教授，云南省针灸学会副会长；加拿大中医药针灸学院客座教授，美国纽约传统中医学院客座教授，加拿大安大略省中医药针灸学院客座教授，

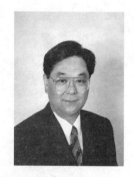

台湾长庚纪念医院客座教授；中国针灸学会理事，云南省科学技术协会委员等。

他是昆明市有突出贡献的优秀专家，云南省有突出贡献优秀专业人才，云南省名中医，全国第二批、第三批、第六批老中医药专家学术经验继承工作指导老师，享受国务院政府特殊津贴，国家中医药管理局2011年确定的全国名老中医。2012年国家中医药管理局确定其为"管氏特殊针法学术流派传承工作室"项目负责人。

他发表学术论文140余篇，获国家发明专利1项，获卫生部、云南省、昆明市科学技术进步奖13项。

管遵惠先生的主要学术著作有《管氏针灸经验集》《管氏针灸经络辨证针灸法》《管氏特殊针法集萃》《管遵惠针余笔谈》《管遵惠医案》《管氏特殊针法流派临床经验全图解》等14部。

二、管氏针灸医学传承脉络

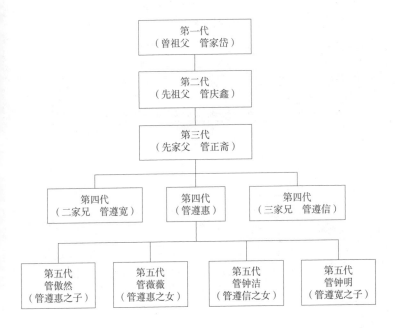

三、管氏特殊针法学术流派

（一）学术团队

2012年11月28日，国家中医药管理局发文（国中医药人教函〔2012〕228号）公布了第一批全国中医学术流派传承工作室建设单位名单，昆明市中医医院承建的《管氏特殊针法学术流派传承工作室》是全国首批 64 家中医学术流派之一，确定管遵惠为项目负责人。

管氏特殊针法学术流派传承工作室建立了 2 个传承工作室，创建了 6 个管氏特殊针法学术流派传承工作室二级工作站，设立了 4 个示范门诊，组建了有 113 名学术传承人的学术团队，代表性传承人 2 名、主要传承人 96 名、后备传承人 15 名。其中，正高职 13 人，副高职 28 人，主治医师 24 人，住院医师 48 人。博士 3 人，硕士 25 人。初步构建了一支理论功底扎实、诊疗技艺熟练的复合型流派传承人才梯队。

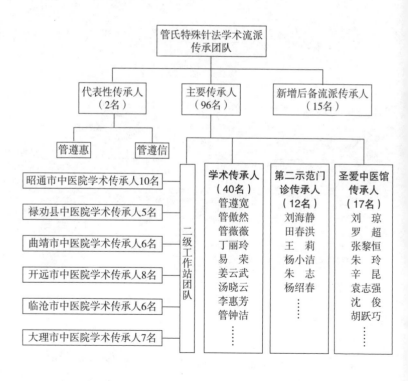

（二）学术思想

管氏特殊针法学术流派学术思想为继承传统针灸、遵循经络辨证、传承经典理论、创新特殊针法。

1.继承传统针灸 针灸临床强调辨证论治，规范配穴处方，重视传统针刺手法。管正斋先生撰写了《针灸配穴方法论》《针灸配穴成方》等论文，确定了针灸施治法则、针灸处方原则，总结了针灸取穴规律，制订了16种针灸配穴法，成为管氏针灸学术流派针灸临床配穴处方的准绳。

2.遵循经络辨证 管正斋先生擅长经络辨证，其论文《经络辨证针灸法述要》在中国和日本连载发表。学术传承人继承和发展了经络辨证理论，出版了《管氏针灸经络辨证针灸法》学术专著，为管氏针灸学术流派针灸临床圭臬。

3.传承经典理论 学习钻研《内经》《难经》《易经》等经典著作，在理论阐发和针灸临床中传承发展。管正斋先生在《内经》针刺手法的基础上，继承和发展家传针灸手法，形成了独具特色的管氏针刺手法，主要包括管氏下针十法、管氏乾坤午阴刺法、管氏基础补泻手法、管氏高级补泻手法、管氏特殊补泻手法等。管氏用《易经》理论对灵龟八法作了精辟阐发，制作了《灵龟八法六十甲子逐日对时开穴表》，使初学者执简驭繁，易于应用；绘制了五环子午流注环周图，填充了徐氏子午流注纳甲法中的闭穴，使子午流注针法更臻完善。

4.创新特殊针法 在经络辨证的前提下，因人、因病、因证、因时、因地制宜，临床时采用特殊针法。管氏针灸学术流派特色技术主要有管氏舌针、管氏过梁针、管氏热针、管氏蜂针经穴疗法、耳针疗法、灵龟八法、管氏子午流注针法等。

（三）传承理念

管氏特殊针法学术流派传承理念可概括为"理""法""意"。

1. 理 认真学习、全面继承、深入研究中医针灸经典著作，掌握和熟悉中医基础理论，通晓医理。此是传承、发展中医之"根"。

2. 法 在继承前人中医治疗方术的基础上，发展和创新中医针灸的治疗方法，不断提高临床疗效。此是传承、发展中医之"魂"。

3. 意 医者意也。"心有所忆谓之意。""善于用意，即为良医。"意会、感悟。此是传承发展中医、弘扬管氏针灸之"神"。

（四）特色诊疗技术

1. 管氏舌针疗法 舌针疗法是管正斋先生根据《内经》中舌与脏腑经络关系的理论，结合祖传针法和自己数十年的临床经验，创立的一种特殊针法。嫡系传人管遵惠教授继承和发展了舌针理论，通过针灸临床实践与推广，形成了比较完整的管氏舌针学术体系。

2. 管氏热针疗法 运用 GZH 型热针仪电针综合治疗针进行灸治疗的方法。

GZH 型热针电针综合治疗仪能根据治疗需要提高并控制针体的温度，使整个针身发热均匀，温度始终保持恒定，起到针刺、灸疗、温针灸、火针、电针等综合治疗效应。

"GZH 型热针仪治疗腰椎间盘突出症技术"被选为国家中医药管理局第四批中医临床适宜技术推广计划项目。

3. 管氏蜂针经穴疗法　首次将蜜蜂螫刺与中医针灸理论相结合，进行蜂针经穴疗法系统研究，总结出了一套比较完整规范的蜂针经穴系列治疗方法。

蜂针经穴疗法治疗风湿性关节炎、类风湿关节炎、肝硬化等慢性难治性疾病，获得了一定的疗效。

4. 管氏过梁针疗法　其特点可概况为深、透、动、应，常用特定奇穴有 24 个，主要手法有"凤凰理羽""凤凰展翅"等。

管氏过梁针治疗癔症性瘫痪、急性脊髓炎恢复期有显著的临床疗效。

5. 管氏子午流注针法　管氏对子午流注针法进行了创新与发展：

（1）绘制了五环子午流注环周图，丰富了子午流注理论，拓宽了子午流注针法的临床运用范围。

（2）创制了《子午流注逐日对时开穴和互用取穴表》，首创了子午流注表解法。

（3）提出"提高子午流注临床疗效五要素"，言简意赅地归纳了子午流注临床应用的指导思想和运用要点

6. 灵龟八法　管氏针灸传承人用《易经》理论对灵龟八法作了精辟阐发，设计了"年干支查对表""月干支查

对表""日干支查对表""时干支查对表""灵龟八法六十甲子逐时开穴表""飞腾八法开穴表"，使繁复的灵龟八法开穴程序简化为简单易学的开穴方法，令初学者执简驭繁，易于运用。

四、管氏针灸学术流派的主要科研成果

管氏针灸医学流派的主要科研成果：获卫生部、云南省、昆明市科学技术进步奖 13 项。

1.《GZH 型热针仪的研制及临床应用》1991 年获国家中医药科技进步三等奖。

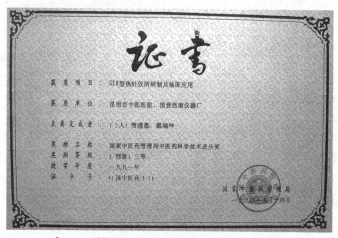

《GZH 型热针仪的研制及临床应用》获奖证书

2.《GZH 型热针电针综合治疗仪的研制及热针作用机理的临床研究》1996 年获云南省科技进步三等奖。

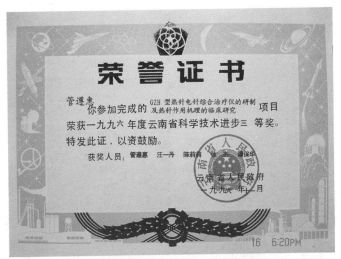

《GZH 型热针电针综合治疗仪的研制及
热针作用机理的临床研究》获奖证书

3.《蜂针经穴疗法的临床研究》1999 年获云南省科技
进步三等奖。

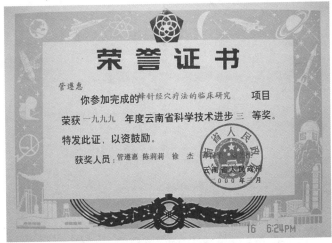

《蜂针经穴疗法的临床研究》获奖证书

4.《管正斋老中医子午流注灵龟八法学术经验的整理研究》2007 年获云南省科技进步三等奖。

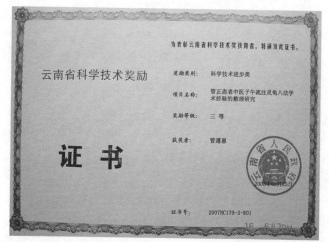

《管正斋老中医子午流注灵龟八法学术经验的整理研究》获奖证书

5.《舌针疗法的整理及临床研究》获云南省 2011 年度卫生科技成果奖二等奖。

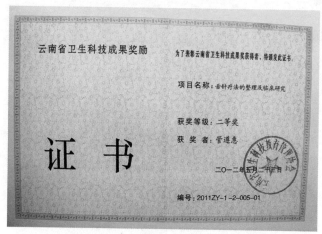

《舌针疗法的整理及临床研究》获奖证书

6.《管正斋老中医子午流注、灵龟八法学术经验的整理研究》2011年获中华中医药学会科学技术奖三等奖

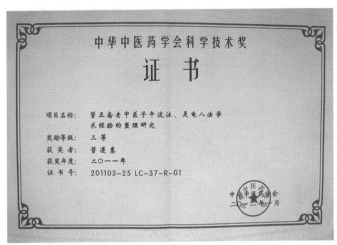

《管正斋老中医子午流注、灵龟八法学术经验的整理研究》获奖证书

7.《舌针疗法的整理及临床研究》2016年获中国针灸学会科学技术奖三等奖。

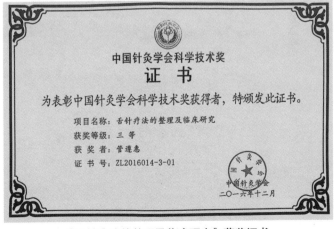

《舌针疗法的整理及临床研究》获奖证书

8.《GZH 型热针仪的研制及临床应用》1988 年获昆明市科技进步三等奖。

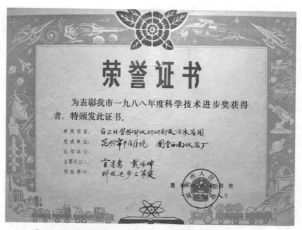

《GZH 型热针仪的研制及临床应用》获奖证书

9.《云南省农村医生必读中医药系列教材的开发编撰及推广应用》1997 年获云南省卫生厅中医药科技进步一等奖。

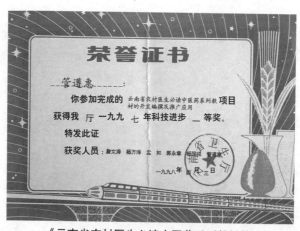

《云南省农村医生必读中医药系列教材的
开发编撰及推广应用》获奖证书

10.《蜂针经穴疗法的临床研究》1999 年获昆明市科技进步三等奖。

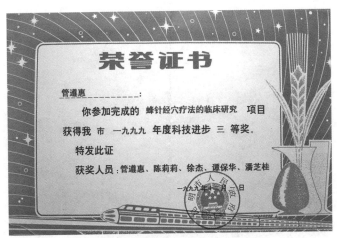

《蜂针经穴疗法的临床研究》获奖证书

11.《管正斋针灸学术经验的整理研究》2002 年获昆明市科技进步三等奖。

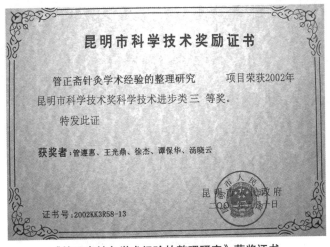

《管正斋针灸学术经验的整理研究》获奖证书

12.《管正斋老中医子午流注、灵龟八法学术经验的整理研究》2007年获昆明市科技进步三等奖。

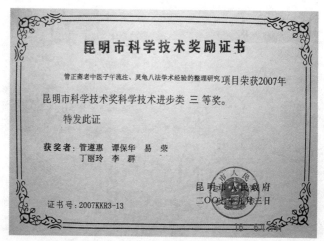

《管正斋老中医子午流注、灵龟八法学术经验的整理研究》获奖证书

13.《舌针治疗法的整理及临床研究》获昆明市盘龙区2010—2011年度科学技术奖三等奖。

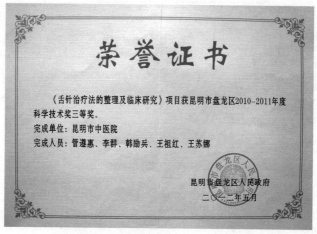

《舌针治疗法的整理及临床研究》获奖证书

14.GZH 型热针电针综合治疗仪获国家发明专利证书
（1997 年 8 月 23 日）。

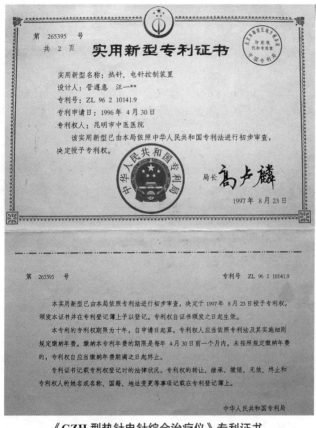

《GZH 型热针电针综合治疗仪》专利证书

五、管氏针灸学术流派的主要学术著作

管氏针灸医学流派出版的学术专著主要有 17 部。

1. 管遵惠:《论经络学说的理论及临床应用》，云南人
民出版社，1984 年 7 月第 1 版。本书 1986 年 6 月获全国

西北、西南地区优秀科技图书二等奖，1987年2月获云南省优秀科技图书二等奖。

2. 管遵惠：《热针疗法》，云南科技出版社，2000年9月第1版。

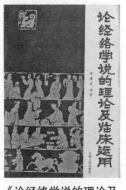

《论经络学说的理论及
临床应用》

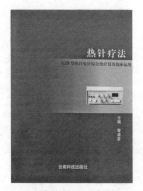

《热针疗法》

3. 管遵惠：《杏林采叶》，云南民族出版社，2002年8月第1版。

4. 管遵惠：《杏轩针经》，云南科技出版社，2002年8月第1版。

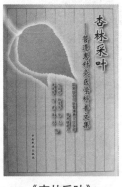

《杏林采叶》

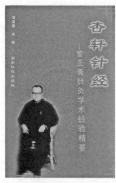

《杏轩针经》

5. 管遵惠:《管氏针灸经验集》,人民卫生出版社,2003年2月第1版。

6. 管遵惠:《中国现代百名中医临床家丛书:管遵惠》,中国中医药出版社,2007年4月第1版。

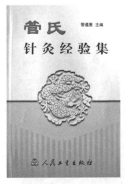

《管氏针灸经验集》

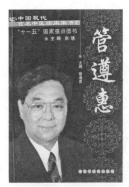

《中国现代百名中医临床家
丛书:管遵惠》

7. 管遵惠,管薇薇:《管氏针灸——经络辨证针灸法》,中国中医药出版,2013年3月第1版。

8. 管傲然,管薇薇:《管遵惠针余笔谈》,人民卫生出版社,2013年5月第1版。

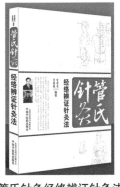

《管氏针灸经络辨证针灸法》

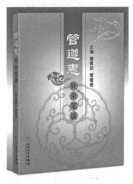

《管遵惠针余笔谈》

9. 管遵惠，管傲然，管薇薇:《管氏特殊针法集萃》，中国中医药出版社，2014年9月第1版。

10. 管遵惠，刘琼:《管氏针灸医学流派——管氏针灸三代传人医学论文选粹》，云南科技出版社，2015年6月第1版。

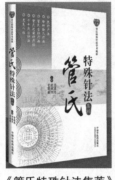

《管氏特殊针法集萃》

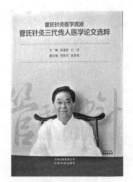

《管氏针灸医学流派——
管氏针灸三代传人医学论文选粹》

11. 管遵惠:《管氏针灸经验集》(第2版)，人民卫生出版社，2016年7月第2版第1次印刷(总第3次印刷)。

12. 陈顺荣，管傲然，管薇薇:《管遵惠学术经验撷菁》，云南科技出版社，2015年12月第1版。

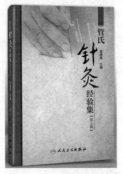

《管氏针灸经验集》(第2版)

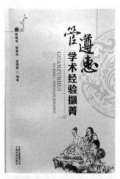

《管遵惠学术经验撷菁》

13. 黄开云，管傲然，管薇薇：《管遵惠医案》，人民卫生出版社，2016年12月第1版。

14. 管遵惠，管傲然，管薇薇：《管氏特殊针法流派临床经验全图解》，人民卫生出版社，2017年5月第1版。

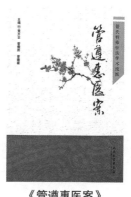

《管遵惠医案》

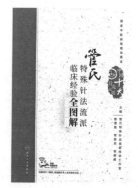

《管氏特殊针法流派临床经验全图解》

15. 郭翠萍，管傲然，管薇薇：《管氏针刺手法图解与真传》，云南科技出版社，2018年8月第1版。

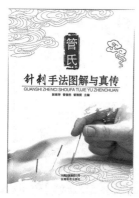

《管氏针刺手法图解与真传》

16. 管遵信:《中国耳针学》，上海科学技术出版社，1995 年 12 月第 1 版。

17. 管遵信:《实用医学科研方法学》，上海中医学院出版社，1990 年 9 月第 1 版。

18. 管遵信:《耳穴疗法》，中国中医药出版社，2002 年 1 月第 1 版。

六、管氏针灸学术流派的传承与发展

《中国中医药报》2014 年 11 月 21 日第 3 版登载国家中医药管理局厘定的中国中医针灸十大学术流派:"目前我国中医针灸有十大学术流派:澄江针灸学术流派，管氏特殊针法学术流派，郑氏针法针灸学术流派，广西黄氏壮医针灸流派，蒙医五疗温针流派，经脉–脏腑相关湖湘针灸推拿学术流派，靳三针疗法流派，辽宁彭氏眼针学术流派，河南邵氏针灸流派，四川李氏杵针学术流派。"

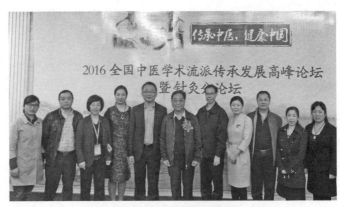

中国中医针灸十大学术流派传承工作室

项目负责人（代表）合影

1. 人才培养　管氏针灸第四代代表性传承人管遵惠教授被确定为全国第二批、第三批、第六批老中医药专家学术经验继承工作指导老师，先后带教了徐杰、谭保华、易荣、叶建，王艳梅、车艳华等6名国家级学术传承人。管遵惠教授还被确定为云南省第一批、第三批中医师带徒指导老师，带教了丁丽玲、郭翠萍、管傲然、王林4名省级学术传承人。

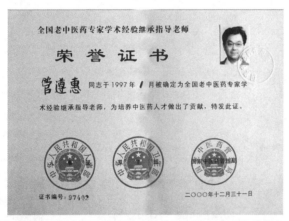

"第二批全国老中医药专家学术经验继承指导老师"荣誉证书

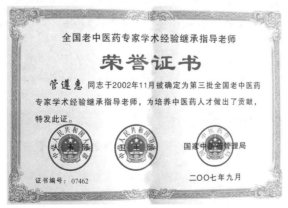

"第三批全国老中医药专家学术经验继承指导老师"荣誉证书

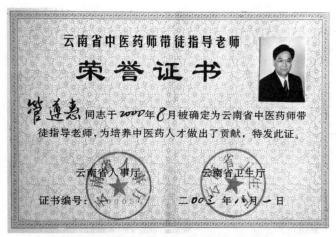

"第一批云南省中医药师带徒指导老师"荣誉证书

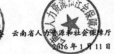

"第三批云南省中医药师带徒指导老师"荣誉证书

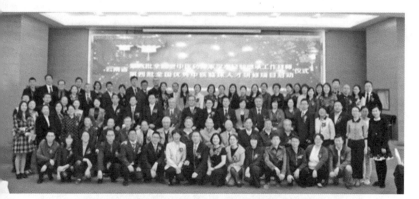

第六批全国老中医药专家学术经验继承师生合影

2. 学术团队建设

（1）管氏特殊针法学术流派传承工作室的 6 个二级工作站：昭通市中医院学术传承人 10 人，禄劝县中医院学术传承人 5 人，曲靖市中医院学术传承人 6 人，大理市中医院学术传承人 7 人，临沧市中医院学术传承人 6 人，开远市中医院学术传承人 8 人。42 名学生正式拜管遵惠为师，跟师学习。

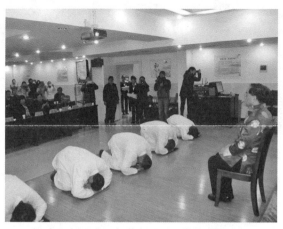

禄劝县中医院 5 名学术继承人拜管遵惠为师

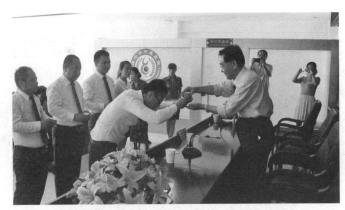

临沧市中医院6名学术传承人向老师敬茶

（2）2013年6月28日～2016年6月28日，圣爱中医馆"管氏针灸医学流派学术经验师承班"13名学员学习期满，考试合格，结业出师。

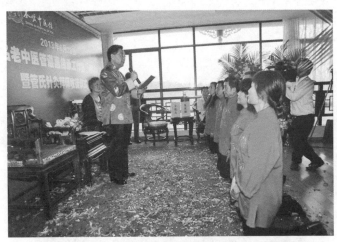

圣爱中医馆"管氏针灸医学流派学术经验师承班"
管遵惠收徒拜师仪式

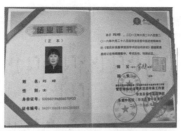

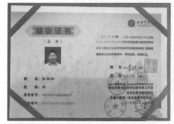
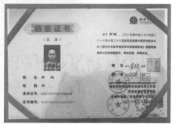

刘琼、罗超、张黎恒结业证书

3. 学术交流　管遵惠教授在国外医学杂志和国际学术会议发表论文 29 篇，在国家级和省级以上医学刊物上发表学术论文 140 余篇。出版学术著作 14 部。先后带教 18 个国家的留学生、进修生 200 余人。应邀到加拿大、美国、日本等多国讲学。

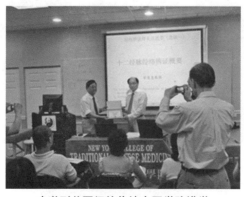

应邀到美国纽约传统中医学院讲学
（院长陈业孟赠送客座教授证书）

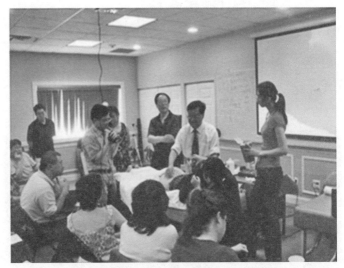

美国纽约传统中医学院针灸临床示范教学

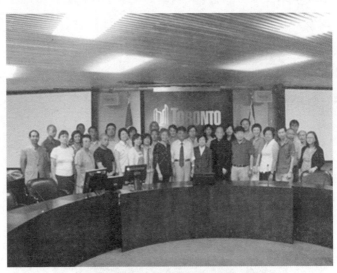

应邀赴加拿大中医药针灸学会讲学

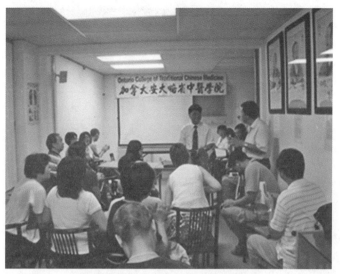

应邀到加拿大安大略省中医学院讲学

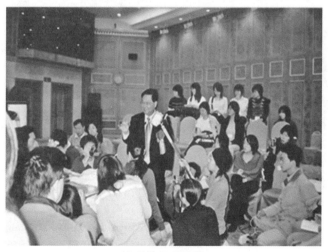

应邀赴日本讲学

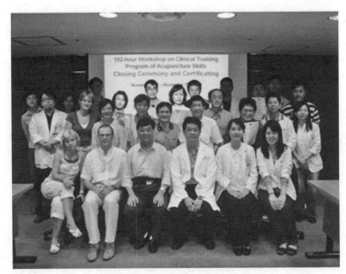

应邀赴台湾长庚纪念医院讲学

4. 薪火相传，后继有人 管氏针灸第五代学术传承人主要有管傲然（主任医师，医学硕士）、管薇薇（康复医学博士，针灸学硕士）、管钟洁（副主任医师，针灸学硕士）、丁丽玲（主任医师）、郭翠萍（主任医师）、王艳梅（副主任医师）等，组建了有113名学术传承人的学术团队，其中正高职13人、副高职28人、主治医师24人、住院医师48人，博士3人、硕士25人，初步构建了一支理论功底扎实、诊疗技艺熟练的复合型流派传承人才梯队。近年来，承担省、市级科研课题15项，出版学术专著5部。管氏针灸，薪火相传，后继有人，有待继续传承发展，弘扬光大。

参考书目

［1］（唐）孙思邈.备急千金要方［M］.影印版.北京：
人民卫生出版社，1955.

［2］方药中.医学三字经浅说［M］.北京：人民卫生出版
社，1959.

［3］（清）张志聪.黄帝内经灵枢经集注［M］.上海：上
海卫生出版社，1957.

［4］陈璧琉，郑卓人.灵枢经白话解［M］.北京：人民卫
生出版社，1962.

［5］周凤梧，王万杰.黄帝内经素问白话解［M］.北京：
人民卫生出版社，1958.

［6］南京中医学院医经教研组.黄帝内经素问译释［M］.
上海：上海科技出版社，1959.

［7］人民卫生出版社编辑部.针灸歌赋［M］.北京：人民
卫生出版社，1961.

［8］陈璧琉，郑卓人.针灸歌赋选解［M］.北京：人民卫
生出版社，1959.

［9］陈璧琉.难经白话解［M］.北京：人民卫生出版社，
1963.

［10］（东汉）张仲景．新辑宋本伤寒论［M］．重庆：重庆
　　　人民卫生出版社，1955．

［11］中医研究院．金匮要略语释［M］．北京：人民卫生
　　　出版社，1959．

［12］（清）叶桂，薛雪．《温热论》《湿热论》［M］．张志
　　　斌整理．北京：人民卫生出版社，2007．

［13］（清）吴瑭．温病条辨［M］．北京：中国中医药出版
　　　社，2006．

［14］（清）孙冯翼，孙星衍．神农本草经［M］．上海：商
　　　务印书馆，1955．

［15］（元）李东垣，（明）李士材．《珍珠囊补遗药性赋》
　　　《雷公炮制药性解》合编［M］．上海：上海科技出
　　　版社，1958．